Dʀ D. DUROZOY

EX-INTERNE DE L'HOPITAL SAINT-JOSEPH
MÉDAILLE DE BRONZE DE L'ASSISTANCE PUBLIQUE

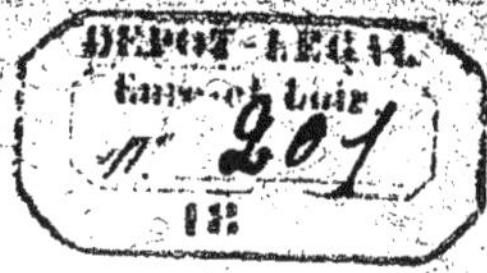

LA

Tuberculose au village

Ce qu'elle est.
Pourquoi elle est.
Comment la combattre.

(7 GRAPHIQUES)

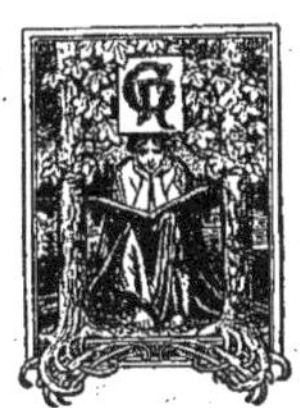

PARIS

C. NAUD, ÉDITEUR

3, RUE RACINE, 3

1904

Dr D. DUROZOY

EX-INTERNE DE L'HOPITAL SAINT-JOSEPH
MÉDAILLE DE BRONZE DE L'ASSISTANCE PUBLIQUE

LA

Tuberculose au village

Ce qu'elle est.

Pourquoi elle est.

Comment la combattre.

(7 GRAPHIQUES)

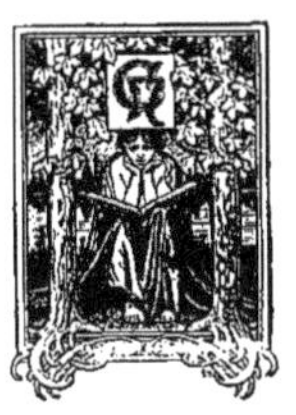

PARIS

C. NAUD, ÉDITEUR

3, RUE RACINE, 3

1904

1re année. — Hôtel-Dieu, Dr CHEVALIER, Consultation de
  chirurgie.
2° année. — Pitié, Pr TERRIER, Chirurgie.
  —   Baudelocque, Pr PINARD, Accouchement.
3e année. — Lariboisière, Dr DREYFUS-BRISAC, *Service
  des tuberculeux, Crèche.*
4e année. — Bichat, Dr ROQUES, Médecine générale.
  —   Broussais, Dr CAUSSADE, Consultation de
  médecine.

INTERNAT (Hôpital Saint-Joseph).

1re année. — Chirurgie infantile, Dr MONNIER.
2° année. — Médecine infantile, Dr LEROUX.
  —   Médecine générale, Dr MESLAY.
3e année. — Laryngologie, Dr CHATELIER.
  —   Voies urinaires, Dr GENOUVILLE.

A MA GRAND'MÈRE

A MES PARENTS

Pour qui mes années d'études représentent
tant d'efforts et de si réels sacrifices.

A MA FEMME

Témoignage de profonde affection.

INTRODUCTION

Au cours de nos études médicales, alors que nous étions externe à Lariboisière, nous avons été attaché, pendant plusieurs mois, au service d'isolement des tuberculeux.

Dans cette salle, « Louis », au fronton de laquelle on eût pu inscrire en sombres caractères le « lasciate ogni speranza » du Dante, venaient échouer toutes les malheureuses, arrivées à la période ultime de leur affection.

C'était là l'aboutissant final d'une infinité de déchéances physiques et de misères morales, et pour la plupart, l'histoire de leur maladie n'était que le récit d'un sombre drame de misère, de la lutte pour la vie livrée si intense, et si âpre sur cet autre champ de bataille qu'est le Paris moderne.

C'est là que nous avons pris conscience de l'intensité des ravages causés par la tuberculose, de l'effroyable étendue du mal, et de la grandeur du péril social. Depuis, dans nos passages successifs dans les hôpitaux parisiens, il ne s'est guère écoulé de jours que nous ne constations ses méfaits, et que nous n'assistions à ses progrès incessants.

Cette année encore, au service des enfants, sous la direction avisée de notre maître le Dr Leroux, que de fois nous l'avons dépistée chez nos jeunes malades. Entrés pour une scarlatine, une rougeole, une fièvre typhoïde et en apparence indemnes de toute lésion, il nous suffisait d'une percussion attentive, pour révéler la tuberculose latente. « La graine » y était et n'attendait pour se développer, que l'occasion favorable.

Et autour de nous, que de vides ! Depuis notre entrée à l'école, notre passage au lycée, notre sortie de la Faculté, que de compagnons d'études, d'amis d'enfance, nous voyons disparaître, fauchés en pleine jeunesse au moment de devenir vraiment utiles à leur famille et à la société.

Que chacun en dresse ainsi la liste, il la verra s'allonger interminable...

Du moins, pensions-nous que si le mal faisait, à Paris et dans les grands centres, d'effroyables hécatombes, nos campagnes restaient à l'abri de la contagion ; que nos populations rurales, saines et robustes, constituaient une inépuisable source d'énergie, des réserves intactes, aptes à combler les vides faits par ailleurs.

Le mal, hélas, est beaucoup plus grand.

Aussi, maintenant qu'arrivé au terme de nos études, la Faculté nous invite à prendre la parole, ne croyons-nous pas en faire un mauvais usage en consacrant notre thèse à la tuberculose. Cet humble exposé n'est qu'une preuve de notre bonne et ferme volonté de lutter de tout notre pouvoir contre la « peste moderne » et de nous joindre ainsi avec nos faibles forces à ceux qui, plus autorisés, mènent le bon combat.

Si les causes du progrès de la tuberculose dans les grands centres sont bien étudiées, parfaitement connues, et par là même ardemment combattues, il n'en est pas de même à la campagne. Or, la *tuberculose y existe aussi fréquente, aussi meurtrière, le péril tuberculeux y est aussi grand* ; et rien n'a été fait pour lutter contre son envahissement. Toutes les ligues, tous les règlements, toutes les mesures sont dirigés contre la tuberculose des villes. Depuis longtemps déjà, à la campagne, les ouvriers d'usines payent un large tribut à la tuberculose et maintenant le mal se propage à l'ouvrier des champs. C'est ce que nous voudrions montrer, en rapportant simplement les résultats de l'enquête menée aussi minutieuse et aussi discrète que possible dans plusieurs villages depuis longtemps connus de nous, et où nous avons vu, depuis plusieurs années les cas de tuberculose se multiplier. Nous avons divisé notre ouvrage en trois parties.

Dans la première nous essaierons de montrer: *Ce qu'est* la tuberculose au village.

Dans la seconde nous expliquerons *pourquoi elle est.*

Dans la dernière nous chercherons *comment la combattre.*

Nous tenons auparavant à remercier très sincèrement les personnes qui nous ont aidé dans ce travail.

M. Baticle, secrétaire de mairie, M. Lavaquerie, secrétaire de préfecture, M. l'archiviste départemental, M. Baudran, dans le livre duquel nous avons puisé de nombreux renseignements ont droit à toute notre reconnaissance.

Le Dr Sersiron, avec sa compétence bien connue, en matière de tuberculose, nous a grandement facilité notre tâche.

M. le Pr Hutinel a bien voulu accepter la présidence de notre thèse; nous l'en remercions vivement.

CE QU'ELLE EST

Nous avons fait porter nos recherches, pour une période de six ans, sur chacune des communes composant un canton de l'Oise, habité par une population agricole et industrielle. Voici résumés dans le tableau I les chiffres que nous avons obtenus.

Pour la première année, 1898, nos renseignements sont incomplets et le chiffre total 32 est inférieur à la réalité. Sont compris, sous le nom de tuberculose, les décès survenus par phtisie pulmonaire, méningite tuberculeuse et tuberculose osseuse.

Toutefois cette nomenclature n'existe que depuis trois années, les autres années mentionnent seulement tuberculose et méningite. Aussi nos chiffres pour 1899 et 1900, englobant tous les cas de méningite quels qu'ils soient, sont-ils légèrement supérieurs à la réalité. En revanche nous n'avons pas fait rentrer dans la tuberculose tous les cas de bronchite chronique, bien que nous soyons convaincu que beaucoup de médecins désignent souvent ainsi les décès par phtisie pulmonaire.

MORTALITÉ PAR TUBERCULOSE D'UN CANTON DE L'OISE
EN CES 6 DERNIÈRES ANNÉES

COMMUNES	1898	1899	1900	1901	1902	1903	TOTAL	HABITANTS
Bailly.	2	»	»	2	3	3	10	356
Cambronne. . . .	»	1	2	»	1	1	5	503
Carlepont. . . .	5	3	»	4	4	3	19	1 173
Chevincourt. . .	2	2	1	2	2	»	9	619
Ourscamp. . . .	20	13	7	19	11	5	75	2 050
Deslincourt. . .	»	1	»	»	»	»	1	431
Longueil-Annel. .	3	4	2	2	1	2	14	857
Machemont. . .	(Absence de renseignements.)	1	»	»	1	4	6	413
Maretz-sur-Matz. .		5	4	»	1	2	12	346
Melicocq. . . .		»	»	1	»	2	3	280
Montmacq.. . .		»	»	»	1	1	2	315
Pimprez. . . .		»	»	»	»	»	»	307
Plessis-Brion. .		1	1	1	»	2	5	386
Ribécourt. . .	2	2	2	»	2	»	8	881
Saint-Léger. . .	»	2	1	»	1	1	5	478
Thourotte. . .	»	2	1	1	1	1	6	535
Tracy-le-Val. .	»	»	1	»	3	2	6	580
Vandelicourt. .	»	»	»	»	1	»	1	160
Total. . .	32	37	22	32	33	31	187	10 670
Méningites. . .	»	10	2	1	1	»	»	
Total. . .	32	47	24	33	34	31	**201**	

Somme toute, nous croyons que ces chiffres, pourtant élevés, sont encore au-dessous de la vérité.

Quoi qu'il en soit nous arrivons à 187 cas de tuberculose pulmonaire ou osseuse; à 201, en y joignant les 14 cas de méningite qui se sont produits. Cela fait par année une moyenne de 37 cas, pour une population de 10 670 habitants. Les décès par tuberculose étant cal-

culés, dans les grands centres, pour 10000 habitants
nous avons ramené nos moyennes à ce chiffre, afin de
pouvoir mieux établir la comparaison. Ce calcul nous
a donné 34 cas de décès par tuberculose se produisant
dans le canton étudié pour 10 000 habitants. Nous donnons en regard la courbe de mortalité pour Compiègne,
ville de 15 000 habitants et celle de Noyon qui compte
7 458 habitants. Leurs moyennes sont elles-mêmes
élevées (27 pour Noyon, 3o pour Compiègne), elles
sont encore inférieures à celle de notre canton.

Si l'on admet, avec le Dr Baudran, que le maximum
de mortalité pour les villes de moins de 10000 habitants est de 27, et de 37 pour les villes de 10 à 20000
habitants, on se rendra compte des ravages causés par
la tuberculose en nos contrées. Pour retrouver une pa-
reille mortalité, il nous faut arriver à des villes comme
Toulouse et Marseille (33,1 et 34,8).

Le graphique 3 représente la courbe de mortalité
de 1898 à 1903.

A remarquer, dans ce graphique, l'ascension particulièrement élevée de la courbe en 1899.

Cette grande mortalité est-elle due à l'épidémie de
grippe qui sévit cette année-là ? Peut-être a-t-elle pré-
cipité par infection surajoutée l'évolution des cas de
tuberculose. L'année suivante, en effet, se distingue par
sa faible mortalité.

Il nous a paru intéressant de classer, selon l'âge et
le sexe, les cas de tuberculose que nous avions
relevés.

Les résultats sont consignés dans le tableau II.

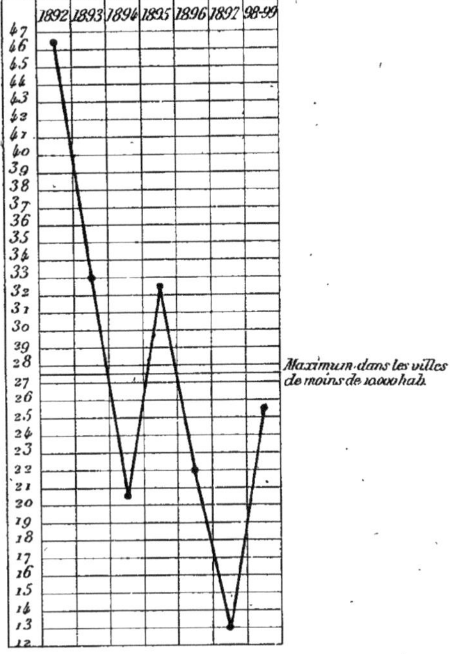

Fig. 1. — Courbe de mortalité par tuberculose. Ville de Noyon, 8 000 habitants. (D'après le Dr Baudran.)

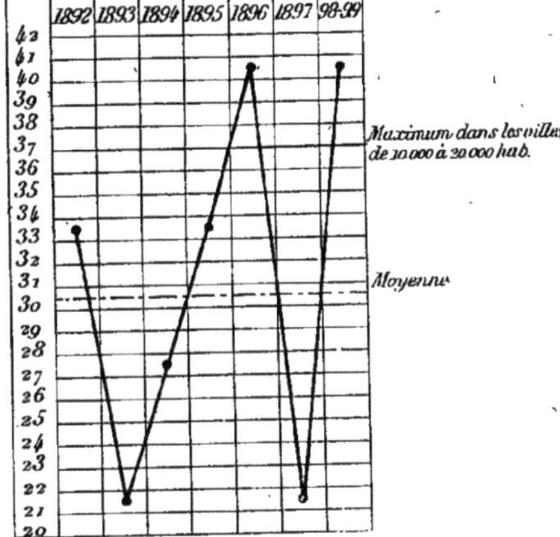

Fig. 2. — Courbe de mortalité par tuberculose. Ville de Compiègne, 15 000 habitants. (Dr Baudran.)

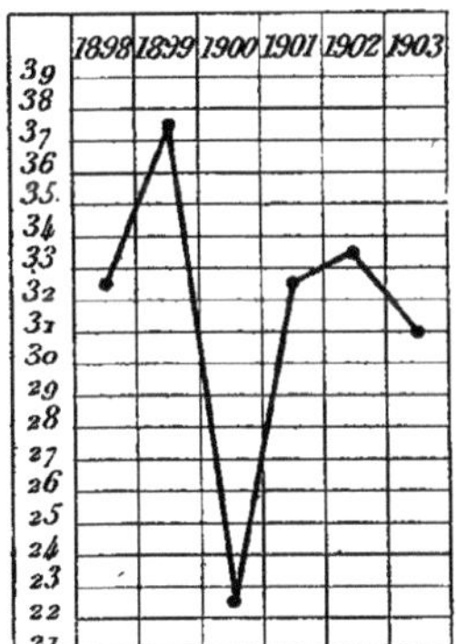

Fig. 3. — Courbe de mortalité par tuberculose d'un canton de l'Oise (10 670 h.).

MORTALITÉ PAR TUBERCULOSE SELON L'AGE ET LE SEXE

		MOINS DE 1 AN		1 AN A 19		20 A 39		40 A 59		60 ET AU-DESSUS		TOTAL
		sexe masculin	sexe féminin	sexe masculin	sexe féminin	sexe masculin	sexe féminin	sexe masculin	sexe féminin	sexe masculin	sexe féminin	
1899.	1er trimestre.	»	»	»	3	6	1	»	»	1	»	11
	2e —	3	2	1	3	5	2	»	»	»	»	16
	3e —	2	»	1	»	2	4	1	1	»	»	11
	4e —	1	»	1	»	1	1	1	»	»	»	5
1900.	1er trimestre.	»	»	1	»	1	»	»	»	»	»	2
	2e —	»	»	1	3	1	4	3	2	»	»	14
	3e —	1	»	1	»	1	»	1	1	1	»	6
	4e —	»	»	1	»	»	1	»	»	»	»	2
1901.	1er trimestre.	»	»	»	1	4	»	1	1	»	»	7
	2e —	»	»	2	»	3	1	»	»	»	»	6
	3e —	»	»	1	3	1	1	1	»	»	»	7
	4e —	»	»	»	1	4	2	2	1	»	»	10
1902.	1er trimestre.	1	»	1	»	2	2	1	1	1	»	9
	2e —	1	»	1	»	6	1	2	»	»	»	11
	3e —	»	»	»	1	5	3	»	»	»	»	9
	4e —	»	»	»	»	1	1	1	»	»	»	3
		9	2	12	15	43	24	14	7	3	»	129

Il nous suffit tout d'abord de jeter un coup d'œil sur les totaux par trimestre, pour voir que la mortalité est loin d'être identique aux différentes périodes de l'année. C'est dans le second trimestre que les tuberculeux meurent le plus.

47, soit plus d'un tiers, sont morts en avril-mai-juin.

Le quart environ dans les premier et deuxième trimestres.

Le sixième seulement en hiver.

Ceci, d'ailleurs, n'apprend rien de nouveau et con-
firme seulement l'idée du public,
« que les poitrinaires » meurent surtout au printemps.

Plus intéressantes sont les re-
marques que nous suggère le classe-
ment par âge.

1° Plus de la moitié des décès (67)
sont survenus de 20 à 39 ans, c'est-à-
dire à l'âge où l'activité humaine est
à son maximum.

2° De 1 à 19 ans, la tuberculose
semble frapper davantage les jeunes
filles que les garçons.

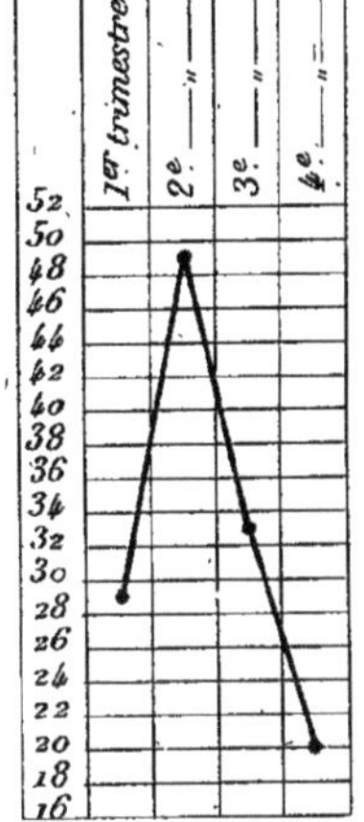

Fig. 4. — La mortalité tuberculeuse selon les trimestres.

Peut-être peut-on expliquer cette
fréquence, par la crise de la puberté,
qui s'établit difficilement chez beaucoup de jeunes
filles, qui crée chez toutes un affaiblissement passager
de l'organisme, et les prédispose aux infections.

De 20 à 30 ans, la mortalité est au contraire chez
l'homme le double de chez la femme, 43 pour 24. Or,
que ce soit aux champs ou à l'usine, la femme peine
autant que l'homme, elle partage ses travaux, et comme
lui se trouve exposée aux poussières des ateliers et à
tous les modes de contagion. Nous ne pouvons donc
attribuer cette différence de mortalité qu'à *l'alcoolisme*
et à *la débauche*, bien plus fréquents chez l'homme que

chez la femme. Ce sera donc sur ce point qu'il faudra, selon nous, faire porter l'effort.

De 40 à 59, la proportion se maintient identique, 14 décès masculins pour 7 féminins.

A partir de 59 ans, les décès très rares d'ailleurs (3) appartiennent exclusivement au sexe masculin.

Et si nous interrogeons nos notes d'hôpital, nous trouvons la confirmation du fait. Dans la vieillesse la tuberculose frappe surtout l'homme. Et dans ces cas, on trouve souvent l'alcoolisme comme facteur principal.

On ne peut songer ici à l'hérédité ; la plupart du temps, c'est un homme qui a toujours été bien portant, qui a travaillé toute sa vie. La perte d'une place, des chagrins domestiques, le mènent au cabaret, il se met à boire : Dès lors c'en est fait : qu'il soit exposé à la contagion, et la tuberculose évolue.

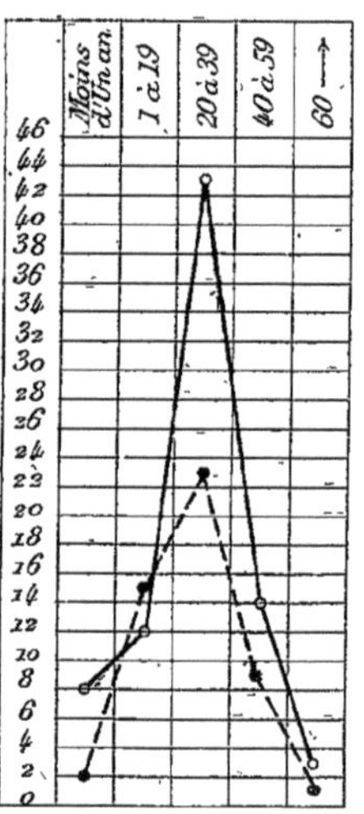

Fig. 5. — Graphique de la mortalité tuberculeuse selon l'âge et le sexe.

Trait pointillé : sexe féminin.
Trait fort : sexe masculin.

Nous avons essayé de faire ressortir ces faits dans le graphique ci-contre.

Enfin le graphique 6 représente la courbe de mortalité dans les différentes communes du canton. Afin de permettre plus facilement la comparaison, nous avons calculé la mortalité sur 10 000 habitants.

Par exemple le tableau I nous donne, à Ourscamp, 75

décès tuberculeux pour une période de 6 ans, c'est-à-

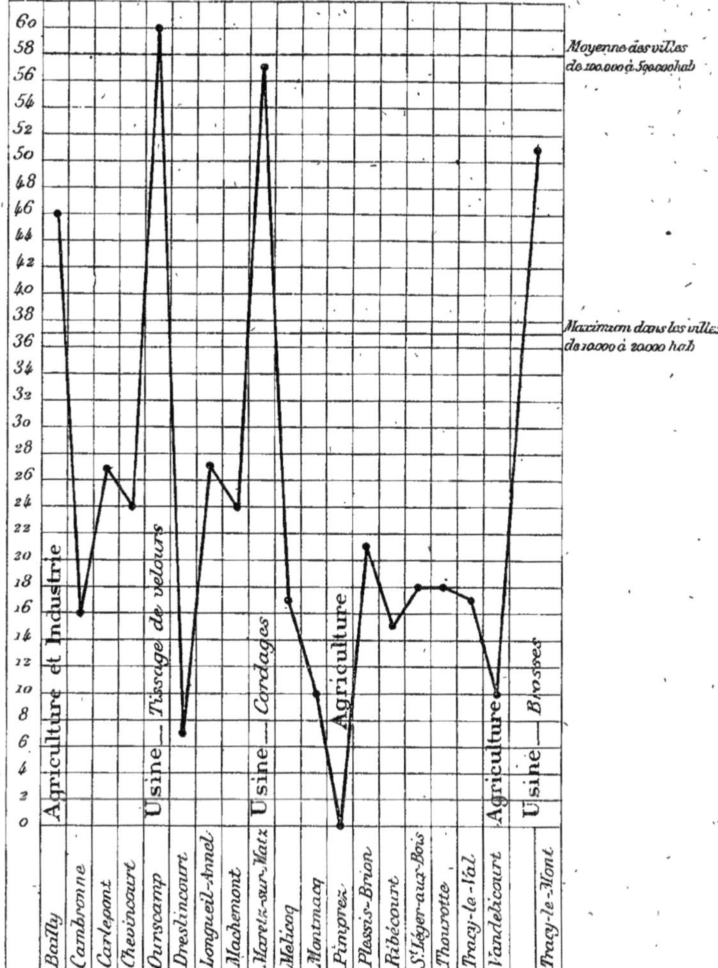

Fig. 6. — La mortalité tuberculeuse dans les différents villages du canton.

dire 12,5 décès pour un an et pour une population de

2 050 habitants. Ramenant à 10 000 habitants, cela nous donne $\dfrac{12,5 \times 10\,000}{2\,050} = 60$ décès.

Il nous eût été très difficile de construire notre courbe en établissant nos calculs pour 1 000 habitants, chiffre déjà supérieur à la population moyenne des communes examinées.

En parcourant ce tableau nous voyons immédiatement que la mortalité par tuberculose est particulièrement élevée dans 3 pays, Ourscamp Maretz-sur-Matz, Tracy-le-Mont, très élevée à Bailly, insignifiante à Deslincourt et nulle à Pimprez.

Or à Ourscamp, se trouve une filature de coton, à Maretz une filature de chanvre, à Tracy-le-Mont des fabriques de brosses, toutes industries à poussières.

Quant à Bailly, une partie de la population est occupée à l'usine, l'autre au travail des champs.

Deslincourt et Pimprez sont essentiellement agricoles.

Ce graphique, à lui seul, vaut tout un enseignement.

Dans les villes de 100 à 500 000 habitants la mortalité par tuberculose (57,7) est inférieure à celle d'Ourscamp (61). Lyon (59,1), Malakoff, Aubervilliers, Pantin avec 56, Les Lilas avec 58 ne dépassent guère ces trois pays d'usine.

Nous donnons à titre de document dans le tableau n° III la mortalité totale et la mortalité par tuberculose d'un pays purement industriel.

La statistique de 1903 n'étant pas terminée, nous n'avons pu nous procurer la mortalité totale : en prenant la moyenne des autres années, nous pouvons l'estimer à 5o. Ce qui donne 249 décès.

Sur ces 249, 61 sont dus à la tuberculose, c'est-à-dire *près du quart*.

Le tableau IV nous donne pour une population à la fois agricole et industrielle 15 décès de tuberculose pour 89 de mortalité générale, c'est-à-dire le *sixième seulement*.

TRACY-LE-MONT, PAYS PUREMENT INDUSTRIEL (1924 HABITANTS)

MORTALITÉ PAR TUBERCULOSE EN L'ESPACE DE 5 ANS

ANNÉES	PHTISIE PULMONAIRE	MÉNINGITE TUBERCULEUSE	AUTRES TUBERCULOSES	BRONCHITE CHRONIQUE	MORTALITÉ TOTALE
1899. . . .	7	2	»	5	46
1900. . . .	8	1	»	6	45
1901. . . .	6	»	2	4	55
1902 . . .	8	1	»	5	53
1903. . . .	5	»	1	»	5o
Total. . .	34	4	3	20	249

Sous une autre forme nous pouvons dire que par an

A Bailly,	il meurt un tuberculeux pour	270 habitants
A Ourscamp	— —	141 —
A Carlepont	— —	426 —
A Maretz-sur-Matz	— —	138 —
A Vandelicourt	— —	624 —
A St-Léger-aux-Bois	— —	535 —
A Noug-Tracy-le-Mont	— —	311 —
Dans le canton en général, il meurt un tuberculeux pour		352 —
Au chef-lieu du département, un tuberculeux pour		317 —

BAILLY, PAYS MI-INDUSTRIEL MI-AGRICOLE (356 HABITANTS)

MORTALITÉ PAR TUBERCULOSE POUR UNE PÉRIODE DE 10 ANNÉES

ANNÉES.	PHTISIE PULMONAIRE	MÉNINGITE TUBERCULEUSE	TUBERCU-LOSE OSSEUSE	AUTRES TUBERCULOSES	MORTALITÉ TOTALE
1894. . . .	»	»	»	»	9
1895. . . .	1	»	»	»	11
1896 . . .	3	»	»	»	10
1897. . . .	1	»	»	»	4
1898. . . .	2	»	»	»	15
1899. . . .	»	»	»	»	4
1900. . . .	»	»	»	»	7
1901. . . .	1	»	»	»	13
1902. . . .	2	1	»	»	9
1903. . . .	3	»	»	»	7
Total. .	14	1	»	»	89

La mortalité calculée sur un ensemble de 104 821 habitants répartis en communes de moins de 5 000 habitants donne un décès de tuberculose pour 480 habitants.

LA TUBERCULOSE AUX CONSEILS DE REVISION

Notre enquête n'a porté jusqu'ici que sur les décès par tuberculose. Or tous les tuberculeux ne meurent pas, mais beaucoup sont frappés par la tuberculose.

Nous avons pensé que le conseil de revision, obligatoire pour tous les jeunes gens de 20 ans, constituait un excellent réactif permettant en quelque sorte de doser le degré de tuberculinisation d'une contrée.

A ce propos nous établirons un parallèle entre les conseils de revision de 1826 à 1835 et ceux de 1887 à 1896.

La comparaison est assez instructive.

Le tableau IV nous montre que pour le canton de Ribécourt, le seul qui nous intéresse, il y eut pour une période de dix années 822 conscrits, 505 seulement furent examinés par les conseils de revision, les autres ayant été exemptés par leur bon numéro. Sur ces 505, le conseil de revision en réforme 209 dont :

4 pour maladie de poitrine ;

9 pour scrofule ;

44 pour faiblesse de constitution.

Au total 57 jeunes gens qui peuvent être considérés

comme suspects de tuberculose. Cela nous donne, pour 100 conscrits examinés, 11 suspects de tuberculose et sur 100 réformés 27 par tuberculose.

Consultons maintenant le tableau V. Pour cette nouvelle période de dix années (1887-1896) nous ne trouvons plus que 802 conscrits tous examinés, puisqu'il n'y a plus d'exemption par bon numéro. Cet écart (822-802) serait encore plus considérable, si nous tenions compte de l'augmentation certaine de la population depuis cette époque. Sur ces 802 conscrits examinés, 38 seulement (au lieu de 209) sont réformés et au lieu de 57 suspects de tuberculose, il n'y en a plus que 18.

Allons-nous en conclure que la tuberculose était plus fréquente chez les jeunes gens de 1830. Elle existait, cela va sans dire ; elle fut même à la mode quelques années plus tard. Les jeunes de la génération d'alors s'en fussent voulu de ne pas avoir l'allure d'un saule pleureur, le teint pâle, les épaules rentrées et l'air allangui, fatigué. Raison de plus pour nous de croire qu'elle ne fût si bien portée que parce qu'elle était moins dangereuse et plus rare. Aussi nous estimons-nous plus près de la vérité en attribuant cet écart (209-38) au soin beaucoup plus grand qu'on apportait alors dans l'examen des recrues et l'élimination des sujets peu robustes.

Cela nous laisse entrevoir la quantité de jeunes gens de constitution délicate qu'on admet actuellement aux armées, pour remplir les cadres, et qui vont grossir le nombre des candidats à la tuberculose.

ARRONDISSEMENT DE COMPIÈGNE (1826-1835)

CANTONS	CONSCRITS EXISTANTS	CONSCRITS EXAMINÉS	RÉFORMÉS	SCROFU-LEUX	MALADIES DE POITRINE	FAIBLESSE de CONSTITUTION	TOTAL DES RÉFORMÉS par suspicion	TOTAL pour 100 EXAMINÉS	TOTAL pour 100 RÉFORMÉS
Attichy	1 026	612	258	14	4	66	84	13,72	32,55
Noyon.	1 478	799	335	19	6	99	124	15,50	37,01
Estrées Saint-Denis. .	1 100	502	169	9	5	23	37	7,37	21,89
Guiscard. . . .	753	390	169	11	4	36	51	13,37	30,17
Lassigny. . . .	1 009	531	239	29	»	43	72	13,55	30,12
Compiègne. . .	1 345	827	358	15	2	111	128	15,47	35,75
Ressons	974	559	249	12	3	53	78	12,16	27,30
Ribécourt. . . .	822	505	209	9	4	44	57	11,28	27,27
TOTAUX ET MOYENNES. . .									

(Extrait de l'*Annuaire de l'Oise*, Graves.)

CONSCRITS DU CANTON DE RIBÉCOURT, DE 1887 A 1896

ANNÉES	CONSCRITS EXAMINÉS	RÉFORMÉS	SCROFU-LEUX	MALADIES DE POITRINE	FAIBLESSE de CONSTITUTION	TOTAL DES RÉFORMÉS comme suspects
1887.	67	3	1	»	1	2
1888.	69	6	»	»	1	1
1889.	75	4	1	»	»	1
1890.	82	5	»	»	1	1
1891.	73	5	»	»	1	1
1892.	81	»	1	»	»	1
1893.	92	2	»	1	»	1
1894.	77	4	»	3	1	4
1895.	103	4	1	1	»	2
1896.	83	5	»	»	»	»
TOTAUX. . .	802	38	4	5	5	14
1902.	77	5	»	»	»	25

Sur 100 conscrits examinés 11 en 1830 sont considérés comme suspects et réformés. En 1900, 2 à peine (exactement 1,59) sont renvoyés dans leurs foyers. Les dix autres contribuent à former ce groupe imposant de malingres que nous retrouvons dans les régiments de ligne peuplant infirmerie et hôpitaux et qui se traînent péniblement à la remorque des bataillons aux premiers jours des manœuvres.

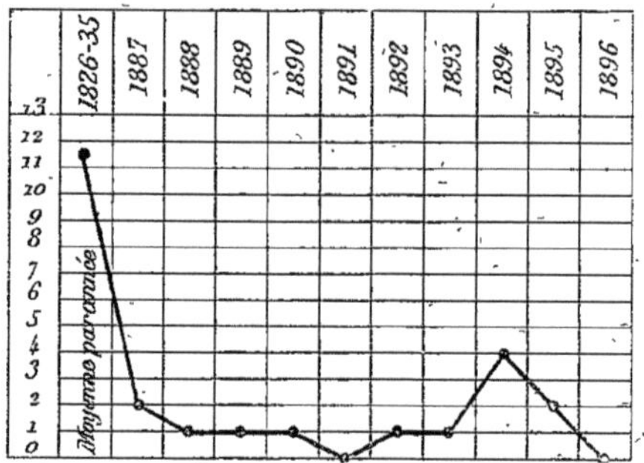

Fig. 7. — Les suspects de tuberculose, pour 100 conscrits examinés à différentes époques du siècle (canton de Ribécourt).

Cela est si vrai, que les médecins militaires ayant reçu l'ordre, l'année dernière, de se montrer particulièrement sévères, le nombre des réformés et ajournés remonta subitement. Pour une seule des communes citées plus haut sur 21 *conscrits examinés,* 14 *furent ajournés,* 2 *réformés et* 5 *seulement déclarés bons pour le service.*

Pour l'ensemble du canton, sur 77 inscrits, 5 furent réformés et vingt-cinq ajournés.

Nous croyons inutile d'insister davantage.

Le graphique ci-contre traduit ces diverses oscillations.

POURQUOI ELLE EST

Nous avons montré, dans les pages précédentes, la fréquence des cas de tuberculose à la campagne : voyons maintenant quelles en sont les causes.

Pour cela nous avons pensé que la relation des cas, que nous avons vus évoluer depuis quelques années dans des familles dont nous connaissons les antécédents, pouvait nous donner d'utiles renseignements.

Ces observations sont prises dans un milieu mi-industriel, mi-agricole. Or n'est-ce pas le cas de la plupart de nos villages ? Nous pourrons donc, ce nous semble, de l'analyse de ces quelques observations, tirer un enseignement général et dire que ce qui nous paraît vrai ici peut l'être aussi par ailleurs :

Ab uno disce omnes.

Observation I

C. E..., 31 ans.

Grands-parents paternels et maternels ayant vécu très vieux ; père et mère vivants et bien portants : fils unique, ayant toujours été d'une santé délicate, mais n'ayant jamais eu de maladies graves. Grand, blond, peau très fine et teint très clair, barbe un peu blond roussâtre, il présentait le faciès « vénitien » de Landouzy ; tempérament lymphatique.

Il fréquente d'abord l'école, a une enfance studieuse, puis entre au lycée de la ville voisine où il se livre à un travail intellectuel intense. Il entre ensuite dans une grande administration de l'État, mène de longues années une vie de bureau remuant registres et dossiers poussiéreux, préparant toujours des examens et des concours.

Il tombe malade, continue quand même son travail, demande enfin un congé et, se sentant mieux, reprend son travail ; mais bientôt ses forces l'abandonnent à nouveau et il revient chez ses parents où il meurt, après quelques mois, à l'âge de 31 ans, tous ses examens et concours terminés.

Comme cause prédisposante, nous trouvons une vie sédentaire, dans l'air confiné d'un bureau, un surmenage cérébral considérable.

Sur ce terrain si bien préparé, il a suffi de quelques bacilles cueillis en un bureau suspect, ou en feuilletant un dossier contaminé, pour que la maladie évoluât.

Cette observation nous permet aussi de remarquer que le jeune homme, malgré des lésions pulmonaires assez avancées, reprit plusieurs fois son travail ; il a pu en toute liberté expectorer nombre de bacilles dans les registres et dossiers de son bureau et devenir à son tour un agent de contamination.

Observation II

G..., 25 ans.

Père mort jeune d'une hernie étranglée, mère paralysée, vivant encore, trois frères et une sœur, pas un n'est mort : tous travaillent à l'usine ; le jeune homme bien portant part au service militaire, il est réformé au bout de deux ans, rentre au village et meurt six mois après.

A-t-il contracté la tuberculose au régiment, ou bien sa tuberculose était-elle latente et s'est-elle mise à évoluer à l'occasion des fatigues de la caserne ? Nous ne pouvons le dire.

Ce qu'il y a de certain, c'est qu'il a été réformé et renvoyé au village à une période dangereuse pour son entourage.

Si, à notre connaissance, il n'a déterminé aucun cas de contagion, ce n'est certes pas sa faute ; car on avait bien certainement négligé de lui faire la « théorie » sur les précautions à prendre.

Ce n'est pas le seul cas que nous ayons relevé dans les environs.

OBSERVATION III

M. H. E..., 43 ans.

Père bien portant, mère délicate, morte d'une embolie pulmonaire. Un seul enfant, ouvreur sur cuir à Paris et violoniste le soir dans les concerts.

Marié à une femme de mauvaise vie dont il a deux fils, il mène une vie de débauches et tombe malade. Il revient chez son père, chez lequel il meurt six mois après. Il traînait depuis deux ans environ.

Causes : surmenage, éthylisme et débauche.

L'observation qui suit se produit dans la même maison quatre ans après.

OBSERVATION IV

H. F..., 27 ans.

Père mort, après six ans de maladie ; il exerçait la profession de jardinier ; il eut deux pleurésies et toussait. Mère vivante et bien portante, une sœur est morte de la poitrine il y a quatre ans environ.

Quitte l'école pour entrer à l'usine, où elle travaille de 13 à 20 ans.

Se marie ; le mari est bien portant ; elle a un enfant qu'elle nourrit 14 mois, ce qui la fatigue beaucoup.

La maladie débute par un violent mal de gorge, de l'amaigrissement, de la perte d'appétit ; puis les forces diminuent peu à peu, les transpirations surviennent.

Au début, peu de signes thoraciques ; la maladie se localise au larynx, mais de bonne heure il y a des phénomènes d'intoxication.

L'évolution fatale se fait en moins d'un an.

Ici l'influence héréditaire est manifeste ; la tuberculose évolue après une grossesse suivie d'un allaitement prolongé, qui met la malade à bout de forces.

L'enfant tétait encore que la maman se plaignait déjà de névralgies intercostales et de douleurs entre les deux épaules.

Il serait intéressant de suivre cet enfant.

Observation V

P. J..., 39 ans.

Père mort accidentellement, paraissant jouir d'une bonne santé ; mère morte en quelques jours à 70 ans, deux frères et sœurs bien portants.

Il se marie, a deux enfants bien portants : perd sa femme, de ramollissement cérébral et aliénation mentale.

De bonne constitution et s'étant toujours bien porté jusque-là, il se met à boire ; or il travaillait à l'usine à décrasser des soies à l'aide d'acides violents.

On le voit s'affaiblir petit à petit, mais il continue quand même son métier ; il se traîne quelques mois et une forte hémorragie l'enlève après 8 ou 10 jours d'alitement.

Sur les deux enfants qu'il eut, un est mort de la tuberculose.

Étiologie. — Travail à l'usine, vapeurs acides corrodant la muqueuse bronchique et créant une porte d'entrée aux bacilles d'alcoolisme.

Observation VI

P. A..., 42 ans. Père mort à 75 ans, berger. Mère morte à 70 ans, ménagère. 7 frères et sœurs. 6 sont morts de tuberculose avant elle. Domestique pendant de longues années dans différentes familles au bourg voisin (jamais dans les grandes villes). Tombe malade à la suite d'un gros rhume, revient au village à une période déjà avancée de son affection, meurt chez des cousins après six mois de maladie; son dernier frère est mort depuis, de tuberculose à l'âge de 20 ans.

En somme famille complètement fauchée par la tuberculose.

Dans ses antécédents nous trouvons : enfance maladive, tempérament lymphatique, fut toujours souffreteuse et surtout mal nourrie dans sa jeunesse.

Prédisposée par hérédité, elle a pu contracter la tuberculose au chevet d'un de ses frères qu'elle a soigné.

Étiologie. — Hérédité.

Mauvaise hygiène dans l'enfance.

Contagion possible.

Les trois observations qui suivent appartiennent à la même famille.

Observation VII

C. A..., 27 ans.

Père mort à 75 ans.

Se marie, deux enfants.

Tombe malade à la suite de sa deuxième grossesse; elle se serait relevée trop tôt de ses couches et aurait eu un chaud et froid; l'enfant ne vécut pas et la mère mourut de bronchite après deux ans de maladie; nous avons essayé d'avoir des renseignements sur ses parents ; tout ce que nous avons pu savoir c'est qu'ils étaient morts très jeunes.

Observation VIII

Environ quinze ans après la fille à son tour tombe malade. Grande, maigre et brune, elle ne fut jamais très forte, marchant le dos courbé, les épaules rentrées.

Elle se marie. Mari très bien portant, a un enfant chétif et malingre.

Le mal débute par l'influenza, puis la toux ne disparaît pas ; les forces se perdent peu à peu, l'amaigrissement survient.

La malade attend, pour consulter un médecin, d'être arrivée à la période des cavernes. Celui-ci soigne la malade quelque temps puis avoue son impuissance.

Conséquence. — La malade en désespoir de cause se raccroche aux espoirs des quatrièmes pages de journaux et laisse entre les mains d'un « Grand Institut de Paris » beaucoup d'argent et le peu de vie qui lui restait encore.

Sa maladie évolua en deux ans ; elle fut alitée deux mois.

Observation IX

C. A..., 59 ans. Quatre ans après le père, à son tour, tombe malade, n'ayant jamais joui d'une santé robuste.

Après des chagrins domestiques de toutes natures, il se met à boire. Résultat : il souffre d'abord de l'estomac, puis maigrit ; il ne mange plus, se met à tousser, sa voix se casse, il devient aphone et meurt en 6 mois, laissant, seul survivant de toute une famille, un enfant frêle et délicat.

Ces trois cas se sont produits dans la même maison, où aucune précaution ne fut jamais prise pour éviter la contagion. Les malades crachèrent un peu partout ; l'habitation en commun fut toujours continuée et le petit-fils couchait encore avec son grand-père quelques jours avant la mort de ce dernier.

Les pièces ne furent jamais désinfectées ; on fit bien reblanchir à la chaux les murs de la chambre mais ce fut un an après la mort de la jeune femme. — On peut expliquer ces cas par l'hérédité mais il nous semble juste de faire jouer un grand rôle *à la contagion directe*.

Les bacilles apportés dans la maison par la mère frappent d'abord l'enfant quand celle-ci, devenue femme à son tour, devient du fait de la grossesse en état de réceptivité ; puis atteignent le père et le terrassent à la faveur des excès alcooliques auxquels celui-ci se livre pour se consoler.

Tous trois semblent avoir pris à la même source le mal qui les a tués :

La 1re après la fatigue de 2 grossesses consécutives ;

La 2e à la suite de fatigues multiples imposées à la femme de la campagne qui partage souvent les rudes travaux de son mari, ayant encore en plus les soins du ménage ;

Le 3e enfin à la suite de la déchéance physique entraînée par des excès éthyliques.

Observation X

C. L. A..., 35 ans.

Mère vivante, père mort à 70 ans ; deux sœurs très bien portantes. A fait son service militaire intégralement ; il se marie ; la femme est d'excellente santé ; ils ont trois enfants.

Le mari exerçait le métier de rempailleur de chaises, quand il commença à ressentir les atteintes du mal ; il eut d'abord un chaud et froid ; un gros rhume survint ; il quitte le pays à cette époque, voit son état s'améliorer pendant quelques mois, puis s'aggraver à nouveau ; mais quand il revient il est à la dernière période de sa maladie.

Dans sa famille aucun antécédent tuberculeux.

Lui-même était un robuste garçon, grand, châtain, au teint très coloré.

Le seul facteur que nous puissions invoquer, c'est la poussière, au milieu de laquelle son métier l'obligeait à vivre, poussière qui a pu être contaminée, du fait de chaises et meubles contaminés eux-mêmes.

Observation XI

T. E..., ıo ans et demi.

Fille aînée d'une nombreuse famille, parents vivants très bien portants. Trois enfants morts, dont deux en bas âge, trois sont vivants.

Maladive pendant cinq à six mois, se met à tousser et meurt rapidement en une quinzaine de jours.

Comme étiologie ici, nous ne trouvons rien du côté des parents ; les grands-parents ne nous sont pas connus.

Un intérieur mal tenu, une hygiène défectueuse à tous les points de vue, l'insuffisance des soins pendant l'enfance nous paraissent être la cause de ce cas de tuberculose.

Observation XII

O. L. D..., ı7 ans.

Arrivé récemment au village ; nous ne possédons aucun renseignement sur les antécédents héréditaires.

Père exerce la profession de menuisier ; mère s'occupe du ménage. Tous deux sont fortement éthyliques. Quatre enfants vivants ; d'autres morts en bas âge.

Celle qui est morte de bacillose travaillait dans une usine de cartonnage ; elle fut un an malade et alitée seulement le dernier mois, elle persista à travailler jusqu'à ce qu'elle fût congédiée de l'atelier, pour lequel elle devenait un danger de contamination.

Étiologie. — Éthylisme des parents et de la malade comme cause prédisposante.

Travail à l'usine comme cause effective.

Observation XIII

J. G..., 11 ans.

Dans ses antécédents héréditaires, nous trouvons: parents vivants; mère bien portante ; père malingre, n'ayant pas fait de service militaire, faiblesse de constitution comme motif d'exemption, exerce la profession de cultivateur. Les grands-parents paternels et maternels jouissent d'une excellente santé.

Quatre enfants, deux vivants, un est mort en bas âge d'une bronchite, dont nous n'avons pu préciser la nature ; l'autre, l'aîné de tous, celui qui nous occupe, est mort à 10 ans et demi de méningite bacillaire.

Son enfance fut toujours maladive : il eut des embarras gastriques fréquents, une inappétence continuelle, le teint pâle, la peau fine, les cils longs et noirs; il présentait les stigmates de la prédisposition tuberculeuse. Puis changement brusque de caractère, tristesse, difficulté plus grande à l'école pour apprendre et comprendre. Céphalée intense, tenace, persistante durant trois longues semaines avec tous les symptômes méningitiques évoluant irrévocablement en leurs trois périodes, puis mort.

Étiologie. — Ici deux hypothèses : ou le bacille a été introduit dans l'organisme par l'alimentation, lait ou viande suspects, ou l'enfant est né porteur du mal.

Nous n'apercevons pas de cause de contagion directe et l'explication la plus plausible est celle d'une infection *ab ovo* d'origine paternelle.

Restée latente pendant toute la première jeunesse, elle semble s'être réveillée à l'occasion du surmenage cérébral nécessité par la préparation aux examens du certificat d'études primaires.

Observation XIV

L. G...

Dans ses antécédents héréditaires nous relevons : père et mère vivants et bien portants. Le père, vieux déjà, travaille aux champs l'été et l'hiver en forêt. La mère s'occupe du ménage. Tous deux jouissent actuellement d'une parfaite santé et, à notre connaissance, n'ont jamais eu de maladie grave. Leurs deux enfants sont morts ; l'aînée, une fille qui fut toujours pâle et anémique, est morte en couches. Le second est mort de bacillose à 19 ans.

De tempérament lymphatique, ayant eu souvent des poussées ganglionnaires, il n'eut pas une enfance très robuste, mais ne fit cependant aucune maladie sérieuse. Il quitte l'école à douze ans et, vers 13 ans, entre à l'usine voisine. C'est à l'âge de 17 ans qu'il commence à ressentir les premières atteintes du mal ; il ne cesse tout travail que dans les six derniers mois de sa maladie. Il souffrit beaucoup des jambes et des articulations et paraît avoir eu un peu de rhumatisme tuberculeux. Dans les dernières semaines il présenta des troubles cérébraux.

Dans cette observation nous devons signaler :

1° Absence de stigmate bacillaire chez les ascendants ;

2° Un tempérament lymphatique attribuable peut-être à une mauvaise alimentation jouant le rôle de cause prédisposante ;

3° Travail à l'usine qui accentue encore la prédisposition et fournit probablement le germe.

Pas à noter alcoolisme ni débauche.

Intérieur ouvrier très propre.

OBSERVATION XV

K. L..., 24 ans.

Père mort à 50 ans ; mère morte très jeune, nous n'avons pu préciser la nature de sa maladie.

Bien portant dans son enfance, mais élevé très durement et mal soigné par une belle-mère ; quitte l'école pour entrer à l'usine. Sur les conseils du médecin, il cesse tout travail à l'usine et entre en apprentissage chez un charcutier à Paris. Ajourné au service militaire, puis réformé, il tombe quelque temps après gravement malade.

Il cesse son travail et entre dans un sanatorium, où il fait un séjour de trois mois; il en sort pour mourir trois mois après.

Étiologie. — Enfance malheureuse, nourriture insuffisante et mauvaise hygiène.

Travail à l'usine et surtout séjour à Paris.

OBSERVATION XVI

E. L..., 34 ans.

Père mort à 35 ans environ de tuberculose; il souffrait, paraît-il, d'une diarrhée incoercible.

Oncle mort à 35 ans également de maladie suspecte.

Mère morte récemment d'un érysipèle à l'âge de 6o ans environ.

Eut un frère qui mourut au bout de quelques mois.

Enfance maladive; il travaille de très bonne heure.

La mort de son père le met de bonne heure à la tête d'une petite exploitation et l'oblige à un travail excessif. Il fait une année de service militaire, revient au village et reprend alors le dur métier de charrieur d'arbres. Il est pris bientôt de fortes hémorragies qui, à plusieurs reprises, mettent sa vie en danger. Il cesse son travail, se repose et son état s'améliore.

C'est alors qu'il se marie. Pendant plusieurs années, la guérison se maintient; de nouveau il travaille aux champs, puis se met à tousser; il néglige ce rhume. La phtisie s'installe et il meurt à 34 ans après six mois de maladie.

OBSERVATION XVII

Au mois de décembre de la même année, sa femme mourait, c'est-à-dire 7 mois après.

Or, dans ses antécédents héréditaires, il n'y a aucune trace de bacillose.

Le père est mort à 70 ans, fortement éthylique, il est vrai. La mère est vivante, jouissant d'une excellente santé.

Un frère est vivant et *bien portant*.

Elle a, dans son enfance, toujours eu une bonne santé. Était de caractère gai et énergique ; de son mariage elle a eu deux enfants : l'aîné a 10 ans, le deuxième 3 ans. Son mari tombe malade ; elle le soigne avec beaucoup de dévouement jusqu'à la fin, partage son lit jusqu'au dernier mois et travaille double pour que le travail de la ferme ne souffre pas trop de l'absence du mari. Elle ressent les premières atteintes du mal en avril, perd son mari en mai et meurt à son tour en décembre.

Ceci est le cas le plus typique de contagion directe que nous ayons vu.

La prédisposition héréditaire est nulle. Le surmenage, le chagrin ont joué le rôle de cause prédisposante.

Les bacilles expectorés par le mari ont trouvé un terrain tout favorable.

A remarquer également la rapidité avec laquelle ce cas, dû à la contagion, a évolué.

OBSERVATION XVIII

H. L..., 27 ans.

Et pour clore cette série malheureuse, nous rapporterons enfin une observation de guérison survenue chez une jeune femme, soignée tout au début de la maladie.

Nous verrons ainsi dans quelles conditions cette guérison est survenue.

Nous trouvons dans ses antécédents héréditaires une sœur morte de la poitrine. Dans son enfance, elle ne fit aucune grande maladie. Elle se marie. L'homme est bien portant, bûcheron l'hiver, il travaille l'été aux champs. Sa femme l'aide dans tous ses travaux. Elle a deux enfants vivants et bien portants. Survient une troisième grossesse qui épuise la jeune femme, déjà fatiguée par un dur labeur. Elle présente bientôt un amaigrissement con-

·sidérable, se plaint que ses forces l'abandonnent, a quelques accès de transpiration, son teint devient jaunâtre. Intelligente, et instruite par l'exemple malheureux de sa sœur, elle consulte le médecin, qui constate une légère submatité au sommet droit, quelques craquements, une expiration soufflante.

Il institue immédiatement le traitement antibacillaire. Néanmoins, la malade a quelque temps après de fortes hémoptysies.

Comme il lui est très difficile d'avoir le repos complet, indispensable pour sa guérison, les soins du ménage et de ses deux enfants l'obligeant·quand même à travailler, elle consent, sur nos instances, à entrer à l'hôpital Saint-Joseph, où on veut bien la recevoir. Pendant son absence, des personnes charitables veillent à ce que les enfants ne souffrent pas trop de l'absence de la mère.

Elle reste trois semaines seulement à l'hôpital, on la met *au repos absolu*, à la suralimentation, et on lui fait une série de piqûres au cacodylate de soude. Elle engraisse en ces trois semaines de près de 12 livres et sort très améliorée. Revenue au village, elle reste stationnaire pendant un mois, puis sa grossesse se trouve interrompue au 6ᵉ mois, elle accouche de deux jumeaux. Immédiatement le mieux survient, les forces renaissent, l'appétit réapparaît, l'état général s'améliore à nouveau. Puis nouvelle alerte, la fièvre réapparaît brusquement, monte à 39°. La matité s'accentue au sommet droit, des râles fins, du souffle s'installent, avec raison on croit à une poussée aiguë de tuberculose et on porte un pronostic sombre. Mais au bout de 8 à 10 jours la fièvre baisse, les râles et le souffle disparaissent et tout rentre dans l'ordre. Il nous semble bien maintenant, faisant un diagnostic rétrospectif, que ces symptômes doivent être attribués à une simple pneumonie du sommet.

Actuellement la malade se porte admirablement, et a repris toutes ses occupations.

A remarquer en passant l'influence néfaste de la grossesse sur l'évolution de la maladie et les conséquences favorables de l'avortement.

Mais, au point de vue où nous nous sommes placés, ce que nous voudrions faire ressortir, à propos de cette observation, c'est :

1° L'importance d'un diagnostic précoce ;

2° L'influence du repos, de la bonne alimentation, et de la surveillance médicale quotidienne.

Ces conditions ne pouvaient être remplies que par un séjour à l'hôpital, séjour lui-même rendu possible par l'intervention charitable de personnes qui remplacèrent la mère dans son ménage. Il y eut encore un autre avantage.

Pendant son séjour à l'hôpital, la malade prit d'excellentes habitudes de propreté et d'hygiène. Lors de sa poussée de fièvre, elle crut à une rechute. De son propre mouvement elle s'isola, fit coucher son mari et ses enfants dans une autre pièce, et ses crachats furent recueillis dans un crachoir.

Donc de par son hospitalisation, cette malade se trouva en état de guérir, et surtout prit ses dispositions pour ne pas contaminer sa famille.

Le but n'était-il pas atteint ?

Voyons ce qu'il en a coûté :

1° Le voyage et frais de déplacement.. . . . . 20 francs.

2° 21 jours à l'hôpital à 3 francs. . . . . . . 63 —

Nous ne savons exactement ce qui a été dépensé pour le ménage, en plus, du fait de l'absence de la mère. En l'évaluant à 40 francs, nous sommes au-dessus de la vérité, cela fait au total. . . . . 123 francs.

C'est une guérison à bon marché.

Quel est le tuberculeux qui, arrivé à la 3ᵉ période, ne coûte 2 ou 3 fois plus, à sa famille ou à la mutualité à laquelle il appartient ?

En résumé, sur les 18 cas de tuberculose que nous venons de rapporter, 13 fois la tuberculose a été contractée au village même, 4 fois, chez des jeunes gens du village, mais l'ayant quitté plusieurs années pour y revenir mourir tuberculeux, 1 fois seulement elle a été importée de Paris.

Autrement dit, les deux tiers des cas sont autochtones, ils sont nés, sur place au village, celui-ci constitue donc bien à lui seul un petit foyer.

Sur les 4 cas de tuberculose contractés en dehors du village, mais par des jeunes gens du village.

Le service militaire est en cause une seule fois,

Les grandes études, la vie de bureaux, une fois, un apprentissage à Paris, une fois.

Le quatrième cas concerne une jeune fille quittant le pays pour se placer comme domestique.

Quant aux 13 cas endogènes, *sept se sont produits chez des personnes uniquement adonnées aux travaux des champs,*

Quatre seulement travaillaient exclusivement à l'usine.

Ceci montre bien que la tuberculose existant en foyer, dans les usines, rayonne maintenant dans les populations agricoles, et y sévit dans d'énormes proportions.

Il est encore un point que la lecture de ces observations fait bien ressortir, c'est que sur ces 18 cas, 6 fois seulement l'hérédité est hors de doute, dans 5 cas, elle est absolument nulle.

Une fois, la contagion de la tuberculose est prise pour ainsi dire sur le fait.

Des six autres cas, il est impossible de tirer des conclusions nettes.

Mais ce qu'il est important de retenir, ce qu'il faudrait répéter sans cesse, c'est que la tuberculose est rarement une maladie héréditaire, et la contagion constitue bien le mode le plus fréquent de propagation.

Nous avons relevé bien des fois, comme cause prédisposante, une mauvaise hygiène de l'enfance, une nourriture insuffisante au moment des années de développement.

Comme partout ailleurs, l'alcoolisme, la débauche, le travail dans un air confiné, rempli de poussières ont souvent joué leur rôle.

Nous reviendrons plus en détail sur ces différents points.

MORTALITÉ GÉNÉRALE D'UN VILLAGE EN 1850 ET EN 1900

Il nous a paru intéressant de comparer la mortalité générale du village, où nous avons spécialement étudié les cas de tuberculose, à différentes périodes du siècle dernier, vers 1850, et aux environs de 1900. Voici les chiffres que nous avons obtenus :

La première période s'étend de 1844 à 1852.

1844. . .	6 décès
1845. . .	5 décès
1846. . .	10 *décès*
1847. . .	2 décès
1848. . .	5 décès
1849. . .	15 *décès*
1850. . .	3 décès
1851. . .	5 décès
1852. . .	13 *décès*
TOTAL. .	64 décès

Encore devons-nous faire remarquer, qu'à cette période le choléra avait déjà fait son apparition en France, et que pour les années où le chiffre est élevé, il doit être incriminé, car il fit, disent les anciens, beaucoup de victimes dans ces parages.

Quoi qu'il en soit, cela fait, par année, une moyenne de 7, 11 décès. A cette époque le village compte 420 habitants, ce qui donne 1, 70 décès par 100 habitants et par an.

Deuxième période.

1894. . .	9	décès
1895. . .	11	—
1896. . .	10	—
1897. . .	4	—
1898. . .	15	—
1899. . .	4	—
1900. . .	7	—
1901. . .	13	—
1902. . .	9	—
1903. . .	7	—
TOTAL. .	89	décès

C'est-à-dire une moyenne de 8, 9 décès par an. Or la population étant tombée de 420 à 320, cela nous fait une mortalité de 2,78 par 100 habitants et par an.

Comme on le voit, la mortalité générale loin de baisser est montée de 1,70 à 2,78, bien qu'il n'y ait pas eu d'épidémie.

Pour nous, cette augmentation est due à la tuberculose.

Les vieillards ont gardé le souvenir des terribles « années du choléra » souvenir gravé en leur mémoire par la terreur et l'angoisse.

Mais de la tuberculose, personne ne s'en soucie, elle n'effraye point. Elle est pourtant autrement dangereuse.

LA TUBERCULOSE ET L'ALIMENTATION

Nous nous sommes demandé si l'alimentation n'était pas pour quelque chose dans la fréquence de la tuberculose à la campagne.

Le lait, la viande provenant d'animaux tuberculeux doivent-ils être fortement incriminés ? Pour obtenir quelques indications nous avons consulté, d'une part, les statistiques des villes, ayant des abattoirs avec un service d'inspection, de l'autre les registres de déclarations au Comité d'hygiène, émanées de simples particuliers propriétaires de bestiaux.

En ces dernières années on s'est beaucoup occupé de la tuberculose humaine et de la tuberculose bovine (Behring, Wolft Oorth, Koher, Wiener, Angelo, Cippolina, John Sivan, et en France Pupier). Nous n'avons point la prétention de prendre part à ce débat, nous voudrions simplement mettre, en regard de la fréquence de la tuberculose humaine, les cas de tuberculose bovine signalés pendant l'année 1902.

Ces résultats sont extraits du rapport du Dr Baudran, sur les travaux du Comité d'hygiène de l'Oise en l'année 1902.

STATISTIQUE DE TUBERCULOSE BOVIDÉE. — DÉPARTEMENT DE L'OISE (1902)

ARRONDISSEMENTS	COMMUNES	EXPLOITATIONS	EFFECTIFS ADULTES	EFFECTIFS VEAUX	ANIMAUX TUBERCULEUX ATTEINTS	MAMMITE tuberculeuse	ABATTUS	TUBERCULOSE localisée	TUBERCULOSE généralisée	LOCALISATION avec maigreur	ANIM. TUBERCULINÉS RÉAGI Adultes	RÉAGI Veaux	PAS RÉAGI	ABATTUS	CAS DE CONTAGION à l'homme
Beauvais..	Morvillers..	2	15	»	2	»	2	»	2	»	»	»	»		
	Escames.	2	33	5	2	»	2	»	I	I	I	»	»		
	La Villeneuve-Leroy..	2	48	10	2	»	2	I	I	»	»	»	»		
	Villers-Saint-Barthélemy.	1	»	»	I	»	»	»	»	»	»	»	»		
	Héricourt.	1	»	»	I	»	1	»	»	I	I	»	»		
Clermont..	Bailleval.	1	5	»	I	»	I	I	»	»	»	»	»		
	Oursel-Maison.	1	8	»	2	»	2	I	I	»	2	»	6		
	Dompierre..	1	I	»	I	»	I	»	»	I	»	»	»		
	Angy.	1	11	»	4	»	»	»	»	»	»	»	»		
Compiègne..	Trosly-Breuil.	1	22	»	I	»	I	»	I	»	»	»	»	Néant.	Néant.
	Jaux.	1	»	»	I	»	»	»	»	»	»	»	»		
	Venette.	1	»	»	I	»	»	»	»	»	»	»	»		
	Lagny.	1	5	»	I	1	I	»	»	I	»	»	»		
	Sermaize.	1	12	5	I	»	I	»	I	»	»	11	»		
	Guiscard.	1	15	5	I	»	I	»	I	»	»	»	»		
	Genvry..	1	2	»	I	»	I	»	I	»	»	I	»		
	Cuts.	1	4	»	I	»	»	»	»	»	»	3	»		
	Sempigny.	1	1	»	I	»	I	»	I	»	I	11	»		
Senlis..	Apremont.	1	30	»	I	»	I	I	»	»	»	»	»		
	Crepy-en-Valois.	1	»	»	I	»	»	»	»	»	»	»	»		
	TOTAL.	23	212	25	27	1	18	4	10	4	5	26	6		

ANIMAUX TUBERCULEUX. — STATISTIQUE DES ABATTOIRS
(ANNÉE 1902)

ABATTOIRS	VACHES		BŒUFS-TAUREAUX	VEAUX	LÉSIONS		
	AVEC MAMMITE	SANS MAMMITE			LOCALISÉES	GÉNÉRALISÉES	LOCALISÉES avec maigreur
Beauvais.	2	35	4	»	24	17	5
Méru.	»	11	4	»	13	2	»
Clermont.	»	»	»	»	»	»	»
Breteuil.	»	3	»	»	»	3	»
Liancourt.	»	2	»	»	2	»	»
Mouy.	»	»	»	»	»	»	»
Saint-Just-en-Chaussée.. .	»	»	»	»	»	»	»
Compiègne.	7	22	10	1	38	5	3
Noyon.	1	2	1	»	»	3	1
Senlis.	»	10	»	»	10	»	5
Chantilly.	»	»	»	»	»	»	»
Creil.	»	1	»	»	1	»	»
Crépy-en-Valois. . . .	»	2	»	»	2	»	»
Montataire	»	5	»	»	5	»	1
Pont-Sainte-Maxence. . .	»	»	»	»	»	»	»
TOTAL.	10	83	19	1	95	30	15

Veaux tués. 13 504
Bœufs, taureaux, vaches. 9 599

D'après ce tableau, sur un total de 232 animaux, répartis dans 23 exploitations, 27 furent reconnus atteints de tuberculose, 18 seulement furent abattus, 4 avaient des lésions de tuberculose localisée, 10 des lésions de tuberculose généralisée, 4 furent étiquetés tuberculose localisée avec maigreur.

Enfin sur 43 animaux suspects et soumis aux injections de tuberculine, 37 réagirent.

Mais ce qui nous intéresse le plus, c'est que sur les 27 cas de tuberculose on ne trouve qu'une seule *mammite* bacillaire. Si le lait peut être un agent de contagion, on conviendra qu'il doit intervenir bien rarement.

Dans le deuxième tableau sont mentionnées les saisies pratiquées dans les différents abattoirs du département sur des viandes reconnues tuberculeuses.

Sur 23 103 animaux sacrifiés, 253 furent reconnus tuberculeux, c'est-à-dire 1 sur 100 environ, et il y eut seulement 10 cas de mammite tuberculeuse; nouvelle preuve que le lait ne doit pas jouer un grand rôle dans la transmission de la tuberculose, et ne suffit pas à expliquer la grande fréquence observée dans les campagnes.

CAUSES RÉELLES

L'alimentation, le lait, les viandes suspectes ne nous paraissent pas être les causes essentielles de la tuberculose à la campagne, la situation des villages, leur exposition joueraient-elles un rôle ? De ce côté non plus nous ne trouvons pas d'explication suffisante. Quelques-uns des villages sont bien bâtis, sur les bords mêmes de l'Oise et, de ce fait, très humides. Mais ce ne sont précisément pas ceux qui offrent la mortalité la plus élevée. Ceux-ci sont construits dans des vallons, sur des flancs de colline, bien abrités souvent des vents du Nord, quelques-uns même exposés au Midi. Le pays est dans l'ensemble très agréable, offre un aspect riant.

Beaucoup de forêts, il est vrai, et en certains endroits des marécages causent souvent des brouillards et entretiennent de ce fait une grande humidité.

Dans l'ensemble cependant on ne peut dire que ce soit là des pays très insalubres. Si la tuberculose semble avoir fait de cette région un lieu de prédilection nous estimons que la faute en est surtout aux habitants et non aux conditions climatériques.

Un peu d'hygiène bien comprise suffirait, nous en sommes convaincu, à faire diminuer les cas de tuberculose dans une large mesure.

Nous avons interrogé quelques vieillards (laudatores temporis acti, il est vrai) sur les distractions, alors en honneur au moment de leur jeunesse. Ils se réunissaient le dimanche et jouaient à la paume, aux jeux de boule. Il n'en existe plus aucun dans nos campagnes. On trouve bien encore des jeux d'arcs, remplacés ailleurs par des tirs, mais, ces distractions, ne sont le plus souvent que des prétextes à libations.

On se retrouvait jadis au jeu de paume, et le cabaret n'avait qu'un rôle accessoire. On y allait pour se désaltérer, après une partie chaudement disputée, où, vainqueurs et vaincus avaient rivalisé d'adresse et d'activité. On se réunit maintenant à l'auberge, et on y va sans autre but que celui d'y boire, le plus possible, par gloriole. L'idéal s'est déplacé, on voulait alors être adroit et fort, on veut maintenant supporter gaillardement la boisson. Celui-là est réputé un « gars solide » qui supporte sans sourciller 4 ou 5 absinthes.

On faisait bien aussi quelques excès, mais le vin, le cidre et la bière en faisaient seuls les frais. L'ivresse était vite dissipée. Maintenant on boit les fortes liqueurs alcoolisées, les apéritifs, les absinthes, l'eau-de-vie de betteraves à plein verre.

Les lourdes ivresses qu'elles produisent épuisent l'organisme et abrutissent la race.

Enfin la débauche, précoce, conséquence d'un travail en commun et d'une franche immoralité énerve, débilite, use avant l'âge les jeunes gens des usines. Tout est prétexte à réjouissances.

Après le travail pénible de la semaine, au lieu de chercher un repos réparateur, on passe la journée, les nuits en voyages, en festins. Les lundis matins, les usines sont désertes, il faut de fortes amendes pour que les ateliers ne soient pas complètement abandonnés. Les ouvriers mal en train, pour se donner du montant, se ruent à l'auberge toujours embusquée dans le voisinage.

Que quelques bacilles pénètrent dans de pareils organismes, la muqueuse bronchique, endommagée par les poussières multiples inhalées à l'usine leur ouvre une porte d'entrée et l'organisme débilité ne peut s'opposer à leur invasion.

La tuberculose évolue, rapide et fatale.

Les usines avec leurs poussières jouent leurs rôles, c'est bien évident, mais ce qui pour nous est la cause essentielle du développement de la tuberculose, c'est la déchéance physique, l'anarchie organique créée par les excès de toute sorte et l'alcoolisme.

On dit aussi que la tuberculose est une maladie de la misère et de la pauvreté. C'est peut-être vrai dans les grands centres, ce ne l'est guère à la campagne.

La moyenne des salaires est de 4 à 5 francs par jour, des ouvriers ont même 6 à 7 francs, il n'en est guère ayant moins de 3 francs. Dans une des usines nous connaissons des ouvriers qui manquent volontairement l'atelier, afin que leur salaire à la fin de la quinzaine n'atteigne pas une somme trop élevée, et ne provoque une réduction de prix.

On serait donc malvenu d'envisager ici la misère comme cause de développement de la tuberculose, d'autant qu'il y a en outre d'autres avantages matériels: une crèche, où les mères de famille, travaillant à l'atelier, peuvent mettre leurs enfants, une assurance mutuelle procurant à l'ouvrier la pharmacie et le médecin.

Dans d'autres endroits, les ouvriers gagnent beaucoup moins, mais ils sont logés, ont le médecin, le pharmacien attachés à l'usine, une école, une crèche.

Ce sont là de grands avantages de l'ouvrier d'usine sur l'ouvrier des champs. Celui-ci pour gagner 3 francs doit peiner toute une grande journée, il ne les gagne que dans la force de l'âge, et aux plus belles journées de l'été ; pour lui point de mutualité, point de secours, il est livré à lui-même. Les journées d'hiver, le mauvais temps le condamnent à un repos forcé. S'il est malade il lui faut payer le médecin et le pharmacien.

Aussi comprend-on facilement le nombre de plus en plus grand de jeunes gens, quittant les champs pour l'usine ; ils y trouvent un travail plus facile, plus rémunérateur et plus assuré.

Faut-il au nom de la tuberculose condamner les usines et fermer les ateliers ? Ce serait faire de l'hygiène à courte vue et risquer de faire mourir de faim ceux qu'on veut sauver de la tuberculose. L'usine est nécessaire, elle est indispensable, c'est elle qui amène l'aisance dans une contrée, qui fait la richesse d'un pays, et il est dans l'évolution normale des choses que ces usines prennent de plus en plus d'extension. Ce qu'il importerait seulement c'est que les jeunes gens fussent avertis des dangers qu'ils y courent et surtout des moyens propres à les éviter, qu'ils soient bien persuadés qu'on ne quitte pas impunément l'air pur des campagnes pour l'atmosphère de l'atelier, la vie isolée pour la vie agglomérée ; il y a là une adaptation particulière de l'organisme et de nouvelles règles d'hygiène qu'il n'est pas permis d'enfreindre. Le danger naît avec l'importance de la collectivité à laquelle on se trouve mêlé. L'éternel adage, *homo homini lupus* est encore vrai en hygiène.

Dans les observations que nous avons rapportées, nombre de cas se rapportent à des ouvriers d'usines, mais dans 7 cas aussi ils se sont produits chez des personnes uniquement occupées à des travaux agricoles.

Car la tuberculose étend ses ravages et s'attaque maintenant aux cultivateurs.

La principale raison en est, je crois, l'insalubrité des habitations, l'incurie, l'insouciance des habitants. A ce point de vue il existe, ce nous semble, une différence assez grande entre l'intérieur d'un ouvrier d'usine et l'intérieur d'un ouvrier des champs. Le premier est souvent plus coquet, plus propre, car l'homme y réside plus souvent et la femme constamment.

Au contraire, l'ouvrier des champs reste peu chez lui, il est toujours dehors, sa femme souvent l'accompagne et partage ses travaux, il part de bonne heure, déjeune aux champs, et ne rentre que pour se coucher.

Pour lui la maison n'est qu'un abri, peu importe qu'elle soit mal éclairée, mal aérée. Ses nuits ne sont pas longues et n'a-t-il pas toute la journée le grand air, le soleil ? Parfois même que de trop. Que sa maison le préserve du grand vent, du froid l'hiver, de l'ardeur du soleil l'été, c'est tout, ce qu'il lui demande. Toutes les maisons sont basses, humides ; loin d'être surélevées, il faut parfois pour y accéder descendre des marches. Tous les lits sont encombrés de rideaux, bas, poussiéreux, transformant le lit en alcôve ; il nous est arrivé maintes fois de trouver des malades, engloutis dans leurs lits, tous rideaux tirés, et respirant là un air confiné, désoxygéné auquel de plus sains auraient difficilement résisté.

Toutes les chambres sentent le moisi, le renfermé, le soleil n'y pénètre jamais, l'air n'y est jamais renouvelé, les fenêtres sont rares. Le sinistre impôt y est bien pour quelque chose. De plus la maison n'a-t-elle pas été construite contre l'air et le soleil, elle n'a plus sa raison d'être, si on les y laisse entrer. Le paysan qui peine au grand air, dont il a à souffrir toutes les intempéries, semble rentré chez lui, vouloir se calfeutrer.

Un tel milieu a pu rester, sinon très salubre, du moins stérile, et non dangereux pendant des années, parce que toute la famille travaillait aux champs. Mais supposons, comme c'est la règle, qu'un des enfants se rende à l'usine ; il travaille en atelier 8 à 9 heures, dans un air raréfié, toxique parfois, chargé de poussières presque toujours. Rentré à la maison paternelle ses poumons retrouvent un air vicié, une humidité froide, qu'il fasse quelques excès, qu'il contracte la tuberculose, elle trouvera en lui un terrain favorable. Et surtout il sèmera ses bacilles à profusion dans la maison car il crachera par terre, et dans cette maison peu aérée, jamais ensoleillée, humide et froide, les bacilles se conserveront avec toute leur virulence, prêts à ensemencer, les poumons de tous ceux des membres de la famille qui se mettront en état de receptivité.

C'est là pour nous l'explication de cette propagation de la tuberculose dans les milieux agricoles.

En résumé, alcoolisme, débauche et poussière, pour l'ouvrier d'usine ; insalubrité des habitations, alcoolisme, surmenage pour l'ouvrier des champs, telles sont les causes de la tuberculose au village.

COMMENT LA COMBATTRE

Examinons maintenant les armes dont nous disposons à la campagne pour lutter contre la tuberculose.

Et d'abord que peut-on espérer des pouvoirs publics? Rien. Lois et règléments visent surtout les grands centres et pour la plupart les décrets rendus ne sont exécutoires que pour villes et communes de plus de 5 ooo habitants. De la campagne, on semble s'en désintéresser. Elle s'arrangera comme elle pourra.

Les usines sont bien soumises au moment de leur construction à l'enquête de « commodo et incommodo » mais les ateliers une fois construits, s'inquiète-t-on de leur état plus ou moins grand d'insalubrité ?

Si parfois les patrons sur l'avis du médecin veillent au bon entretien de leurs ateliers et font procéder à des reblanchissages à la chaux, fréquents, il en est où la malpropreté, l'insalubrité règnent en souverain maître.

De même pour les logements ouvriers, nous connaissons quelques cités, propres, coquettes, où les ouvriers trouvent de petits logements sains et confortables; il en est d'autres que nous pourrions citer, noirs et abjects où s'entassent pêle-mêle en une seule pièce dans une promiscuité malsaine des familles entières.

D'ailleurs nous devons reconnaître à la décharge des patrons que cette saleté est souvent le fait des ouvriers eux-mêmes qui l'entretiennent et semblent s'y complaire.

Des règlements pourraient intervenir, soumettre les usines à des inspections régulières et rendre obligatoire l'usage des masques dans les industries à poussières.

Nous doutons d'ailleurs beaucoup de l'efficacité des règlements; ce n'est pas là, selon nous, qu'il faut faire porter le maximum de l'effort.

Il ne faut pas réglementer ainsi dans l'espérance de créer de meilleures habitudes; il faut commencer par faire l'éducation des masses, les amener, peu à peu, à désirer elles-mêmes une réglementation. Sans cela les mesures de prophylaxie (isolement, désinfection, déclaration) mal comprises exaspéreront, révolteront les sentiments d'humanité.

On accusera les hygiénistes de traiter les tuberculeux comme les pestiférés ou les lépreux du moyen âge.

Or s'il faut craindre la tuberculose, on doit avoir pitié du tuberculeux. Toute notre charité, toute notre compassion, tout le dévouement dont nous sommes capables doivent lui être acquis.

Contre l'alcoolisme cependant on ne réglementera jamais trop. Il est indubitable qu'un décret, limitant le nombre de débits de boissons, ferait diminuer l'alcoolisme.

Il y a quelque 5o ans, alors que les communications étaient difficiles, les auberges de village avaient leur grande utilité. Un voyageur ne pouvait comme aujourd'hui regagner la ville en quelques heures. On trouvait là bon souper et bon gîte.

A notre époque de vitesse à outrance n'auraient-elles pas dû disparaître en grand nombre? Bien au contraire leur nombre a triplé dans chaque village. On ne loge plus guère « ni à pied, ni à cheval » mais on y débite d'innombrables petits verres et quantité d'absinthes.

Nous avons relevé le nombre de cabarets dans le canton, nous sommes arrivés au chiffre respectable de 117. Pour une population de 10 741 habitants, c'est la jolie proportion d'un cabaret pour 90 habitants.

Ne répondant plus à aucune nécessité sociale, leur nombre doit en être rigoureusement limité. Le cabaret exerce une véritable suggestion. Il faut, on en conviendra aisément, un effort formidable de volonté, à l'ouvrier qui a la tentation facile, pour résister à l'envie d'entrer au cabaret alors que sur sa route, il en rencontre un à chaque coin. Supprimons des cabarets et nous diminuerons l'alcoolisme. Ce sont les cabarets qui font les buveurs.

L'homme est un grand enfant, incapable bien souvent de se conduire seul, il est prêt à obéir à toutes les suggestions, il a besoin d'être protégé contre lui-même.

Loi du 15 février 1902 et la tuberculose.

Que peut-on tirer de la loi du 15 février 1902 contre la tuberculose des campagnes?

Art. 1er. — Dans toute commune le maire est tenu, afin de protéger la santé publique, de prendre un arrêté portant règlement sanitaire. Cet arrêté détermine :

1° Les précautions à prendre pour prévenir ou faire cesser les maladies épidémiques, spécialement les mesures de désinfection ou même de destruction des objets à l'usage des personnes atteintes d'une maladie épidémique, ou qui ont été souillés par elle et généralement des objets quelconques pouvant servir à la contagion ;

2° Les prescriptions destinées à assurer la salubrité des maisons et de leurs dépendances, des voies privées, closes ou non à leur extrémité, des logements loués en garni et des autres agglomérations, quelle qu'en soit la nature, notamment l'alimentation en eau potable et l'évacuation des matières usées.

Bref, le maire prend les décisions qui lui paraissent propres à conserver ou améliorer la salubrité dans sa commune et veille à leur exécution. Le législateur lui a laissé à cet égard toute latitude, estimant que, mieux que personne, il était à même de juger des causes pouvant menacer la santé de ses administrés.

Nous espérons peu en ce texte de loi ; 99 fois sur 100, le maire sera d'une incompétence absolue en matière d'hygiène. S'il est intelligent et qu'il se rende compte de son ignorance, il ne prendra aucune mesure. Dans le cas contraire, ses décisions porteront à faux et deviendront nuisibles ; enfin et surtout, il est à craindre que dans les petites communes, où la jalousie et les haines sont féroces, les maires ne se servent du pouvoir discrétionnaire que leur donne la loi comme d'une arme contre leurs ennemis.

Tout ceci à un point de vue général. En ce qui concerne la tuberculose la loi est muette ou presque. Et pourtant c'est à cause d'elle, c'est contre elle qu'elle a surtout été rédigée. Mais on a eu peur. Le moment n'était pas encore venu.

Si nous parcourons la liste des maladies dont la déclaration est obligatoire, nous trouvons à côté de la rougeole, de la scarlatine et de la diphtérie, des maladies comme le choléra, le typhus exanthématique qui font peut-être 20 victimes par année, mais la tuberculose point. Et pourtant elle est contagieuse, et bon an mal an fait ses 150000 victimes.

Pour l'atteindre, on a imaginé le procédé des deux catégories de maladies, la première comprenant les maladies à déclaration obligatoire, la deuxième celle des maladies à déclaration facultative et parmi celles-ci on a placé la tuberculose (1).

---

(1) Nous arrivons à cette conclusion, dit le Dr Josias, que la déclaration de la tuberculose ne peut pas être obligatoire à l'heure actuelle. Nous ne croyons pas cependant pouvoir rester inactif et nous en tenir à cette conclusion. Nous aboutirions à maintenir le *statu quo*, ce qui serait coupable à l'égard de tous

Qu'est-ce que cela donnera à la campagne en particulier? Nous connaissons assez les mœurs de nos villages pour affirmer avec quelle répugnance on se sou-

---

les intérêts. Si des mesures radicales sont impossibles, il est permis de souscrire à des mesures de transition qui améliorent l'état actuel et *préparent* les réformes de l'avenir.

Ces mesures de transition sont précisément celles que nous soumet le Comité exécutif d'hygiène en établissant une liste de maladies à déclaration facultative, au premier rang desquels est inscrite la tuberculose.

Il importe de mettre en lumière le haut intérêt de la distinction qu'elle consacre, et grâce à laquelle les moyens de défense institués par la loi seront pour toute une catégorie de maladies qui n'auraient pu être atteintes autrement. Mise à la disposition de tout le monde sans être imposée à personne, une semblable faculté secondera les efforts des praticiens dans la lutte contre les maladies, et paraît en outre de nature à favoriser les progrès de l'esprit public en matière d'hygiène, *jusqu'au jour* où l'état des mœurs permettra de faire un nouveau pas en avant.

Il est désirable que cet intérêt soit bien compris, que notamment MM. les médecins ne marchandent pas en cette matière à l'administration un concours qui n'a d'autre objet que le bien des malades et la protection de la santé publique.

L'article 2 du décret du 10 février précise que « pour les maladies mentionnées dans la deuxième partie de la liste ci-dessus, il est procédé à la désinfection après entente avec les intéressés, soit sur la déclaration des praticiens visés à l'article 5 de la loi du 15 février 1902, soit à la demande des familles, des chefs de collectivités publiques ou privées, des administrations hospitalières ou des bureaux d'assistance, sans préjudice de toutes autres mesures prophylactiques déterminées par le règlement sanitaire prévu à l'article 1er de ladite loi ».

Les praticiens entendront sans doute l'appel qui leur est

mettra aux obligations de la déclaration et de la désinfection.

Que dans une famille, un de ses membres soit

---

adressé par cet article et ils n'hésiteront pas à se faire les conseillers et les auxiliaires de la déclaration facultative.

Dans nombre de cas de tuberculose, ils sauront persuader à la famille et au malade que malade et famille ont intérêt immédiat à ce que la désinfection périodique ou locale soit opérée.

M. Thoinot, rapporteur du Comité consultatif, s'exprime ainsi dans son rapport :

« Les maladies transmissibles auxquelles sont applicables les prescriptions de la loi du 15 février 1902, en vertu de l'article 4 de ladite loi, seront divisées en deux catégories, suivant que ces prescriptions présentent ou non un caractère obligatoire.

« Dans la première catégorie rentreront toutes les maladies obligatoirement déclarables et obligatoirement soumises à la désinfection.

« Dans la deuxième nous comprendrons les maladies transmissibles, à caractère nettement contagieux, mais qui, pour des raisons sérieuses, diverses, ne sauraient rentrer actuellement dans la première catégorie. Ces maladies pourront être soumises aux mêmes mesures que celles qui sont applicables aux maladies comprises dans la première catégorie telles que la *déclaration* et *désinfection*, mais seulement lorsque ces mesures auront été sollicitées ou provoquées par le médecin, les familles, les chefs de collectivités publiques ou privées, les administrations hospitalières ou les bureaux d'assistance.

« *La tuberculose pulmonaire ouverte* est le type des maladies à comprendre dans cette catégorie.

« A la tuberculose, on peut ajouter d'autres maladies contagieuses qu'il eût été difficile d'inscrire dans le décret, sans la division restrictive faite ci-dessus.

atteint de fièvre typhoïde, oreillons, scarlatine, on acceptera très bien que les autorités, même municipales en soient averties. Mais qu'il y ait un cas de tuberculose, on le cachera soigneusement. La tuberculose est considérée comme une maladie héréditaire, c'est une tare, pour une famille, que d'en avoir un de ses membres atteint, elle consentira très difficilement à la déclaration et à la désinfection, si ces formalités exigent que le maire, secrétaire de mairie, etc... en soient informés. Peut-être n'auront-ils pas tout à fait tort, car, à bien envisager les choses, il n'y aura plus guère de secret médical possible, à la campagne s'entend.

Le paysan acceptera la déclaration, la désinfection, et toutes les mesures qu'on jugera nécessaires, si toutes ces obligations relèvent d'un fonctionnaire de la ville, il s'inclinera devant une autorité préfectorale, voire même cantonale, il s'insurgera contre des dispositions qui lui paraîtront vexatoires, si elles sont prises par le maire du village. Beaucoup considèrent le maire comme leur obligé, et ne tolèrent de lui aucun acte d'autorité. Ne tient-il pas son pouvoir du suffrage universel ?

Pour ne point mécontenter ses électeurs il ne fera rien.

Compte-t-on sur le médecin pour faire la déclaration ? Mais celui-ci de par sa profession, et par un penchant bien naturel, ne prendra-t-il pas toujours les intérêts de son client ? Et puis jusqu'à nouvel ordre le médecin ne vit-il pas de son malade ? De quel droit viendra-t-on lui demander de heurter les sentiments de toute une famille, de la mécontenter en le forçant à la dénonciation ? s'aliéner les familles c'est s'aliéner les médecins.

Cela est si vrai qu'actuellement nombre de médecins et non des moindres refusent systématiquement de déclarer les cas de maladies contagieuses. Dans les sous-préfectures « le registre spécial où aux termes de la loi sont inscrits, par ordre chronologique les cas de maladie, la date, etc., ne reçoit qu'un très petit nombre de déclarations. Il est donc bien loin de permettre, comme on l'espérait, de suivre le développement d'une épidémie et de se rendre compte à toute époque de de l'état sanitaire d'une commune ou d'une ville.

Nous tenons de source certaine que, dans les sous-préfectures, on ne reçoit guère que la moitié des déclarations de maladie contagieuse, une grande partie des médecins étant hostiles à ces mesures.

Espère-t-on avoir plus de succès avec les maladies dont la déclaration est facultative ?

Pour toutes ces raisons nous doutons beaucoup de l'efficacité de ces mesures de déclaration obligatoire.

Mais admettons qu'on s'y soumette. Qui fera la désinfection et où trouver les fonds nécessaires.

Que dit la loi du 15 février 1902 à ce sujet ?

« La désinfection est obligatoire pour tous les cas des maladies épidémiques prévues à l'article 3, et suivant les conditions spécifiées à l'article premier de la présente loi.

Les mesures de désinfection sont mises à exécution dans les villes de 20 000 habitants et au-dessous par les soins de l'*autorité municipale* suivant un arrêté du maire, approuvé par le préfet, et, dans les communes de moins de 20 000 habitants, par les soins d'un service départemental.

Nous ne voyons pas très bien quelles dispositions on prendra, à quels procédés on aura recours pour assurer d'une façon pratique et rapide le service de désinfection à la campagne.

Qu'on nous pardonne d'émettre une idée. Les pharmaciens se plaignent de plus en plus de la crise que subit leur profession. A cela rien d'extraordinaire. Les malades diminuent, c'est un fait incontestable mais surtout les médecins se montrent moins prolixes de médicaments dans leurs ordonnances. Quelques médicaments simples, d'action bien connue et des prescriptions de régime minutieusement détaillées, telle est la tendance actuelle des thérapeutes. L'estomac des malades ne s'en plaint pas, mais les pharmaciens en souffrent.

La médecine, de curative qu'elle essayait d'être, veut maintenant être préventive. Les pharmaciens ne pourraient-ils suivre le mouvement? au lieu d'inonder le public de spécialités et de s'ingénier à trouver des sirops plus spécifiques les uns que les autres, guérissant la toux, maladies de poitrine et tuberculose en trois jours, pourquoi ne changeraient-ils pas leurs batteries? Ils persistent envers et contre tous à vouloir guérir les tuberculoses cavitaires. Qu'ils suivent le mouvement, qu'ils fassent de la prophylaxie et de l'hygiène, qu'ils redeviennent en somme l'auxiliaire du médecin dans la lutte contre la tuberculose. Qu'ils fassent de plus en plus grande la place du laboratoire à côté de l'officine. Dans les grandes villes, la tendance est manifeste, mais à la

campagne, qui sait faire ou a le temps de faire propre-
ment un Ziehl pour déceler un bacille de Koch, ou le
Gram qui révèlera le bacille déphtérique? Pourquoi les
pharmaciens ne se chargeraient-ils pas du service des
désinfections, et ne leur confierait-on pas les appareils
et étuves nécessaires, au besoin avec privilège ?

Mais auparavant, il y aurait beaucoup mieux à faire,
de beaucoup plus simple, plus pratique et moins coû-
teux : ce serait de faire savoir et comprendre aux populations rurales que le meilleur des désinfectants, le
plus sûr et le moins cher, c'est encore le soleil. Là où
il est ne peut exister le bacille de la tuberculose. Supprimez les rideaux, supprimez vos alcôves, ouvrez sans
crainte vos maisons au grand air, laissez la lumière
pénétrer largement par des fenêtres nombreuses. Ne
les encombrez plus de fleurs, de lierre, de plantes
grimpantes et vous verrez la tuberculose diminuer dans
les campagnes. S'il s'en produit encore quelques cas,
ils resteront isolés, accidentels pour ainsi dire, on ne
les verra plus se propager à des familles entières comme
nous en avons cité des exemples.

Il faut répéter à satiété, jusqu'à l'obsession, que la
tuberculose est contagieuse, mais qu'elle est évitable,
qu'il suffit d'être propre, de prendre certaines précautions pour ne pas la contracter et surtout la faire contracter aux autres, que l'air et la lumière sont ses plus
terribles ennemis et qu'elle guérit toujours, soignée
dès le début. Somme toute, on a la santé que l'on mérite.

Voilà ce qu'il faut crier à tout prix, à tout propos et
hors de propos, le plus tôt possible dans nos villages.

Il y a là un effort à faire, mais en récompense, que de succès ! Avec peu on obtiendra beaucoup. N'a-t-on pas là tout ce qu'il faut pour soigner et guérir la tuberculose : le calme, l'air pur, le soleil bienfaisant.

Encore faut-il savoir en profiter ?

Le médecin, dans les familles, donne bien, à propos de chaque malade, quelques conseils. Mais cela ne suffit pas, l'éducation des masses est tout entière à faire en matière d'hygiène. La notion de contagion, telle que les théories pastoriennes l'ont précisée, est totalement inconnue du peuple. L'instituteur ne pourrait-il devenir un auxiliaire précieux du médecin ?

Pourquoi la lutte antituberculeuse ne l'enrôlerait-elle pas dans ses rangs ? L'instituteur a au village une influence énorme, il jouit de la considération de tous, on peut dire que tant vaut l'instituteur, tant vaut la jeunesse d'un village. Ces modestes fonctionnaires auxquels l'État accorde si parcimonieusement traitement et récompenses, sont pourtant parmi les plus utiles, ils ont déjà beaucoup à faire, mais qu'on vienne leur demander d'ajouter encore à leur tâche déjà lourde celle de mener le bon combat, ils répondront à l'appel. Nous en connaissons qui s'occupent non seulement de leurs élèves de l'école et des cours d'adultes, mais qui réunissent encore tous les habitants du village, dans les longues soirées d'hiver, pour leur expliquer, projection aidant, une question d'actualité. Ils seraient heureux d'inscrire dans leur programme quelques leçons d'hygiène élémentaire et d'expliquer la prophylaxie antituberculeuse, les méfaits de l'alcoolisme, etc.

.Mais il faudra éviter que ces leçons ne prennent un caractère obligatoire et qu'elles ne soient faites en quelque sorte par ordre : elles risqueraient de perdre leur efficacité. C'est aux ligués antituberculeuses de trouver le moyen d'intéresser les instituteurs à leur œuvre.

Peut-être cependant serait-il bon de créer aux écoles normales primaires une chaire d'hygiène, de développer plus qu'on ne le fait cette matière du programme et mettre une sanction aux examens de sortie.

Ainsi préparé, l'instituteur pourrait d'abord mieux surveiller ses petits élèves et enseigner à son tour les principes élémentaires d'hygiène : à l'école, aux élèves du cours supérieur et, aux cours d'adultes le soir, aux jeunes gens qui ont quitté l'école et qu'il réunira pour compléter leur instruction, les retenir loin du cabaret et leur inspirer la crainte salutaire de l'alcool et de la tuberculose.

Par ces moyens, d'ici quelques années, l'état des esprits, ayant évolué, permettra une réglementation vigoureuse contre la tuberculose, on pourra légiférer ouvertement, combattre franchement et non plus livrer une guerre de partisans, comme on le fait actuellement.

Le pharmacien, l'instituteur ont, nous l'avons vu, leur rôle à jouer dans la grande croisade antituberculeuse. Le médecin ne restera pas non plus inactif. Parmi les antécédents des personnes mortes de tuberculose, nous avons relevé bien des fois comme cause prédisposante une hygiène très défectueuse de l'enfance. L'alimentation des enfants n'est pas surveillée, elle est souvent insuffisante et toujours mal réglée. Aussi les

enfants lymphatiques et rachitiques sont-ils plus fréquents qu'ont ne le croit à la campagne. Il est du devoir
du médecin de faire l'éducation des mères à ce sujet,
et de plus les enfants qui fréquentent les écoles devraient être l'objet de visites fréquentes du médecin.
Que de myopies, de scoliose, coxalgie, tumeur blan-
che pourraient être enrayées à leur début!

Grâce aux progrès incessants de la bactériologie,
de plus en plus la médecine se transforme. Aveuglé-
ment confiante en elle-même elle s'intitulait l'art de
guérir. Elle réussissait parfois et souvent elle échouait.
Son ambition est maintenant plus modeste, elle vou-
drait se borner à prévenir. Grâce à l'effort des hygiénistes, les maladies épidémiques se font plus rares
(variole) moins meurtrières dans leurs manifestations
(diphtérie). Peut-être même est-il permis d'espérer
qu'en un avenir plus ou moins lointain le rôle du médecin sera complètement transformé. Sans maladies
aiguës, sans fiévreux à soigner, le médecin sera vraiment « l'officier de santé », c'est-à-dire le fonctionnaire
responsable de l'état sanitaire d'une région, chargé, de
ce fait, des mesures à prendre pour épargner à ses
concitoyens toute cause de contagion et de propagation
de maladies infectieuses.

C'est actuellement le rôle du médecin militaire.
Nous souhaiterions qu'il en fût de même pour le médecin
d'usine. Chaque industrie a ses dangers : les ouvriers
sont menacés, ici par le plomb, là par le mercure,
ailleurs par le phosphore et partout par la tuberculose.
Il serait à désirer que tout le personnel d'une usine

fût soumis à des visites régulières de santé. De cette façon le médecin pourrait dépister, à leur tout premier début, les symptômes d'une intoxication par le phosphore, ou les premiers stigmates d'une infection bacillaire.

Ce serait, dira-t-on, un surcroît de besogne pour le médecin. Peut-être. Mais croit-on qu'actuellement, ce ne soit pas du temps gaspillé bien inutilement, que celui passé auprès de ces milliers de tuberculeux, arrivés à un tel degré de leur affection, qu'il n'y a rien, *absolument rien* à faire, et qu'on a la conscience de jouer une sinistre comédie, dont personne, pas même le malade, n'est dupe?

Les tuberculeux sont curables au début, le tout, pour le médecin, est de les avoir à cette période. C'est en première ligne l'intérêt du malade — assuré ainsi de la guérison — et c'est aussi celui du patron qui a tout avantage à ce que son personnel soit sain, robuste et indisponible, le moins longtemps possible. Je ne parle même pas de la très réelle satisfaction qu'a le médecin de faire œuvre bonne et utile. Pourquoi n'en est-il pas ainsi ? C'est que l'ouvrier ou l'employé, indispensable à sa famille ne peut arrêter à temps son travail. La vie des siens le talonne; il va, il lutte désespérément jusqu'à ce qu'il tombe exténué. A ce moment il est trop tard, le mal a fait son œuvre.

Si l'on veut enrayer la tuberculose dans les usines il faut, avant tout, que les familles ne souffrent pas trop de l'absence d'un de leurs membres. Cela est capital, cette préoccupation prime toutes les autres. Beaucoup consentiraient à se soigner, si le repos auquel on les oblige ne condamnait la famille à mourir de faim. Entre sa propre santé et celle des siens, qui donc hésiterait?

Cette question résolue, alors seulement on pourra songer aux moyens de dépister la tuberculose. Les visites médicales répétées, obligatoires pour le personnel d'une usine pourront être un des moyens les plus commodes.

En dernier lieu on envisagera le mode de traitement. Le sanatorium est excellent, à notre avis, pour le malade d'abord qui y apprend à se soigner, pour son entourage ensuite qu'il apprend à ne pas contaminer. Rien ne peut remplacer à ce double point de vue la dure discipline du sanatorium.

Mais un sanatorium coûte cher d'installation et d'entretien. Ne pourrait-on transformer partiellement les hospices et asiles de vieillards, qui existent fréquemment dans les gros bourgs?

Il en existe 200, rien que dans les 4 départements du Nord, Meurthe-et-Moselle, Haute-Vienne et Oise.

La charité privée, les mutualités pourraient faire construire quelques baraquements dans les jardins attenant à l'asile. Les malades trouveraient ainsi à peu de frais, à l'hospice cantonal, le moyen de faire, à proximité de leur famille, leur cure d'air et de repos.

Le Dʳ Sersiron a récemment pris la peine d'écrire à tous les hôpitaux cantonaux de 4 départements choisis au hasard, leur demandant s'ils consentiraient à hospitaliser des tuberculeux. « Dix-huit seulement, dit l'auteur, m'ont répondu sur environ 200 et tous se sont montrés hostiles à l'évacuation, dans leur salle de malades, de tuberculeux venus de la ville, les uns allé-guaient l'exiguïté de leurs locaux, les autres l'insuf-fisance de leurs salles ou les règlements statutaires.

Nous-même, visitant l'hôpital du canton, dont nous venons d'étudier la densité tuberculeuse, hôpital destiné aux vieillards pauvres et infirmes, demandions préci-sément à la sœur directrice si l'administration accepte-rait des tuberculeux. Elle parut outrée d'une telle proposition.

Il n'en serait peut-être pas de même si les malades au lieu de la grande ville, venaient des communes voi-sines. L'hôpital conserverait ainsi son œuvre d'intérêt tout local, et n'aurait à redouter aucune invasion et intrusion de la part des puissantes autorités des villes. L'avenir est là. Peut-être même, un jour, annexera-t-on à cet hôpital cantonal un service de maladies contagieuses (variole, diphtérie, etc.) et nos descendants considéreront-ils avec un mélange d'étonnement et de pitié nos mœurs actuelles qui trouvent tout naturel qu'un varioleux, un diphtérique soit soigné au milieu de leur famille.

Mais nous n'en sommes pas là. Retenons seulement que cet hôpital, de 20 lits, construit tout entier par la charité privée, a du même coup résolu, pour les 18 communes du canton, le problème de l'assistance aux vieillards.

Est-ce une utopie de songer à assurer l'assistance aux tuberculeux pauvres ?

Il meurt en moyenne 3o tuberculeux par an dans le canton. Sur ces 3o, 5 au moins se trouvent dans des conditions de fortune suffisantes pour qu'ils puissent faire leur cure chez eux (Home sanatorium) ou dans le Midi.; 10 environ pourraient payer leurs frais de séjour à l'hôpital. Reste donc environ 15 tuberculeux pauvres.

Voyons actuellement comment les choses se passent. Ces 15 malheureux qui ne pouvant se reposer ni se soigner sont arrivés à la période cavitaire, tombent à la charge ou de la commune (s'ils sont ouvriers des champs), ou d'une Mutualité (s'ils sont ouvriers d'usine).

Les bureaux de bienfaisance, les caisses de secours fournissent ainsi pendant des mois et des mois, médecin, pharmacien et secours journaliers, et cela en pure perte, puisque tout traitement, à cette période, est absolument illusoire.

N'est-il pas permis de supposer qu'en obligeant leurs membres à se soigner tout à fait au début, les sociétés y trouveraient encore leur avantage ?

Le salut viendra de l'excès du mal. Quand les sociétés s'apercevront que le plus clair de leurs bénéfices est absorbé de plus en plus par la foule grandissante des tuberculeux, peut-être songeront-elles à y mettre bon ordre, en sanatoriant leurs malades, quand il en est temps encore.

L'hospice cantonal, où il suffirait de construire les baraquements nécessaires à l'hospitalisation de 20 personnes, n'apparaîtrait-il pas comme la solution la plus apte à satisfaire à la fois les sentiments du malade et de sa famille et les intérêts de la Mutualité.

Nous sommes convaincu que, l'opinion publique une fois bien éclairée et instruite sur ce sujet, un appel à la charité privée serait vite entendu, les sommes nécessaires aux frais de construction et aggrandissement des services, vite réunies.

Pour cela il faut engager la lutte antituberculeuse, au village comme à la ville.

La propagande antituberculeuse doit avoir pour centre l'école. L'instituteur, le médecin devront en être les apôtres enthousiastes. Les instituteurs d'un canton ont des réunions trimestrielles, où ils traitent de questions pédagogiques. Le médecin des écoles ne pourrait-il leur faire une conférence d'hygiène scolaire, voire même d'hygiène générale, il devrait leur expliquer ce que l'on est en droit d'attendre d'eux, et de quelle influence peut être leur intervention dans la lutte contre la tuberculose. Il s'efforcerait de leur faire partager ses convictions et ses espérances, il leur démontrerait la contagion de la tuberculose, sa curabilité, et les funestes effets de l'alcoolisme.

Ces moyens vaudraient mieux que tous les règlements qu'on pourra édicter contre la tuberculose. Ce qu'il faut actuellement, c'est donner du mouvement et de la vie à toutes ces mesures de préservation sociale.

Ainsi les instituteurs reçoivent bien, de temps à autre du ministère, des circulaires anti-alcooliques, antituberculeuses qu'ils doivent afficher sur les murs de l'école.

Mais parfois on les relègue en un coin obscur de la classe, sans prendre la peine d'en expliquer le texte aux enfants : Personne n'y prête attention, au bout de quelques mois on les enlève.

Enfin l'école doit être un modèle d'établissement salubre, il faut que, par elle-même, elle soit un enseignement par les yeux. Aucune faute contre l'hygiène ne devrait pouvoir y être relevée. Mieux encore, ceux qui l'habitent, instituteur et élèves, ne devraient y commettre aucune infraction aux lois d'hygiène scolaire.

Le balayage à sec devra être formellement interdit, le fait de cracher par terre très sévèrement puni ; mouiller ses pages, sucer crayons et porte-plumes être l'objet de vertes réprimandes.

L'enfant devrait sortir de l'école ayant horreur de la poussière et la terreur des crachats.

Si ce résultat était obtenu, un pas immense serait fait.

De cette façon l'enfant bien stylé deviendra lui-même un agent de propagande. Par lui on agira peut-être sur sa famille, et à coup sûr sur celle qu'il fondera plus tard à son tour.

Nota. — Mais nous sommes loin d'en être là, l'éducation des instituteurs, comme de tous les Français d'ailleurs, est à faire tout entière à ce point de vue.

Je me trouvais par hasard, il y a quelque temps, dans un wagon avec 6 instituteurs. Tous fumaient, ce qui est permis, mais trois arrosaient le parquet de superbes jets de salive, lancés de lèvres sûres et expérimentées. Faisaient-ils de même en classe en dépit de toutes les circulaires ministérielles ?

Il reste la débauche, qui nous a paru être dans les milieux d'usines une cause importante de tuberculose.

Que peut-on contre elle? Nous avons peu d'espoir dans les leçons de morale, et les appels réitérés au respect de soi-même et de la personne d'autrui. S'adresser à l'égoïsme des hommes est encore le meilleur moyen de s'en faire écouter.

Peut-être une loi nouvelle sur la recherche de la paternité inspirerait-elle de salutaires réflexions.

De fréquentes leçons d'hygiène, faites au régiment, sous forme de causeries par les médecins militaires qui développeraient aux jeunes soldats toutes les conséquences néfastes de la débauche pourraient également donner de bons résultats. — « Pour la jeunesse, la crainte de la tuberculose devrait être le commencement de la sagesse. »

CONCLUSIONS

I. — La tuberculose a depuis longtemps exécuté son mouvement de décentralisation. Dans certains villages elle est aussi fréquente que dans les grandes agglomérations.

II. — Les causes en sont :
Alcoolisme, débauche, industries à poussières pour les ouvriers d'usines.
Alcoolisme, surmenage, insalubrité des habitations pour les ouvriers des champs.

III. — La lutte antituberculeuse doit être menée de front au village comme à la ville.

IV. — Compter peu sur les lois, règlements et décrets relatifs à la salubrité publique (déclaration et désinfection, facultative ou obligatoire).

V. — Espérer beaucoup sur la propagande antituberculeuse et anti-alcoolique, la vulgarisation de l'hygiène et de ses applications, grâce à l'effort combiné du médecin des écoles et de l'instituteur.

VI. — Création d'une chaire d'hygiène générale, et hygiène infantile dans les Écoles normales primaires avec sanction aux examens de sortie.

VII. — Transformation partielle des hospices et asiles cantonaux en « Sanatorium de fortune » grâce à la charité privée et surtout à des principes d'économie mieux compris de la part des Mutualités et des Bureaux de bienfaisance.

VIII. — Le projet d'envoyer les tuberculeux des villes faire leur cure d'air et de repos à la campagne, chez de simples particuliers est une utopie et présente des dangers.

Le tuberculeux n'y trouvera aucune des conditions d'hygiène et de salubrité, indispensables à sa guérison.

Il risquera par contre de contaminer la famille qui lui donnera l'hospitalité.

BIBLIOGRAPHIE

Ne sont indiqués que les ouvrages directement consultés.

Baudran. — Les foyers tuberculeux de France.

Job (Louis). — L'hospitalisation des tuberculeux.

Tabary. — La lutte contre la tuberculose dans la classe ouvrière.

Brouardel. — Mortalité par tuberculose en France.

Plicque. — Le « Home Sanatorium » et les Sociétés de secours mutuels.

Baudrillard. — Livret d'éducation contre la tuberculose.

Presse médicale, nᵒˢ 86 et 87, 26 et 30 octobre 1901.

Sersiron et Dumarest. — La lutte antituberculeuse.

Herigny. — Des lois protectrices de la santé publique en France et en Angleterre.

Sersiron. — Des sanatoriums ouverts et fermés.

Weill-Mantou. — La Société de préservation contre la tuberculose par l'éducation populaire.

Fiedler. — L'assistance aux convalescents en Allemagne.

Baradat. — Les établissements centralisés d'éducation et la tuberculose. *Congrès d'assistance familiale* tenu à Paris du 27 au 31 octobre 1901.

Bourrillon. — Les stations de convalescence de Berlin.

Louit. — Assistance à la famille du tuberculeux en Allemagne. *Thèse*, Paris, 7 mars 1903.

Calmette. — Hygiène sociale. Les sociétés de secours mutuels et la lutte contre la tuberculose. *Presse médicale*, 28 mars 1903, p. 261.

Brouardel. — La lutte contre la tuberculose en France. *Presse médicale*, 9 mai 1903.

Critzman. — Résultats de la lutte antituberculeuse en Allemagne. *Annales d'hygiène publique*, mai 1903, p. 385.

Viguier. — La tuberculose et l'armée. *Archives générales de médecine*, 7 mai 1903, p. 833.

Savoire. — La lutte antituberculeuse en Allemagne. *Bull. médical*, 26 novembre 1902, p. 999.

—   La tuberculose au Congrès de Berlin. *Bull. méd.*, 1er-15 novembre 1902, p. 913 et 961.

Romme. — La pathogénie de la phtisie et la lutte contre la tuberculose. *Presse médicale*, 3 octobre 1903, p. 698.

Potin. — Considérations générales sur l'étiologie de la phtisie pulmonaire. *Journal de médecine de Paris*, 19 juillet 1903, p. 291-292.

H.-E. Papillon. — *Thèse*, Paris, 1900. Prophylaxie de la tuberculose.

Ribet. — La tuberculose chez les instituteurs.

Bulletins de l'Enseignement primaire, années 1901-1902, 1903, passim.

CHARTRES. — IMPRIMERIE DURAND, RUE FULBERT.

www.ingramcontent.com/pod-product-compliance
Ingram Content Group UK Ltd.
Pitfield, Milton Keynes, MK11 3LW, UK
UKHW021439090726
13657UKWH00003B/1157